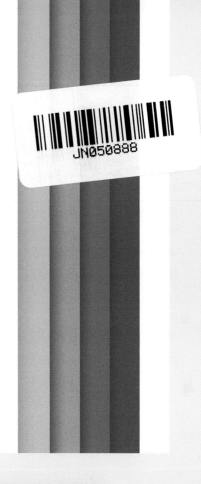

歯科衛生学シリーズ

歯・口腔の健康と予防に関わる
人間と社会の仕組み 2

保健・医療・
福祉の制度

一般社団法人
全国歯科衛生士教育協議会　監修

医歯薬出版株式会社

●執　筆（五十音順）

大内　章嗣　新潟大学大学院医歯学総合研究科口腔生命福祉学講座福祉学分野教授
大川　由一　千葉県立保健医療大学健康科学部歯科衛生学科教授
岸　　光男　岩手医科大学歯学部口腔医学講座予防歯科学分野教授
杉戸　博記　東京歯科大学短期大学歯科衛生学科教授
友藤　孝明　朝日大学歯学部口腔感染医療学講座社会口腔保健学分野教授
鳥山　佳則　東京歯科大学短期大学学長
平田創一郎　東京歯科大学社会歯科学講座教授
平田　幸夫　神奈川歯科大学名誉教授
福泉　隆喜　九州歯科大学附属病院 病院教授

●編　集

平田創一郎　東京歯科大学社会歯科学講座教授
眞木　吉信　東京歯科大学名誉教授

This book is originally published in Japanese
under the title of :

SHIKAEISEIGAKU-SHIRIZU
HA-KOUKU NO KENKOU TO YOBOU NI KAKAWARU NINGEN TO SYAKAI NO SHIKUMI 2
－HOKEN IRYOU FUKUSHI NO SEIDO

（The Science of Dental Hygiene：A Series of Textbooks－Health Care and Medical and Welfare System）

Edited by The Japan Association for Dental Hygienist Education

© 2023　1st ed

ISHIYAKU PUBLISHERS, INC.
7-10, Honkomagome 1 chome, Bunkyo-ku,
Tokyo 113-8612, Japan

『歯科衛生学シリーズ』の誕生 ―監修にあたって

　全国歯科衛生士教育協議会が監修を行ってきた歯科衛生士養成のための教科書のタイトルを，2022年度より，従来の『最新歯科衛生士教本』から『歯科衛生学シリーズ』に変更させていただくことになりました．2022年度は新たに改訂された教科書のみですが，2023年度からはすべての教科書のタイトルを『歯科衛生学シリーズ』とさせていただきます．

　その背景には，全国歯科衛生士教育協議会の2021年5月の総会で承認された「歯科衛生学の体系化」という歯科衛生士の教育および業務に関する大きな改革案の公開があります．この報告では，「口腔の健康を通して全身の健康の維持・増進をはかり，生活の質の向上に資するためのもの」を「歯科衛生」と定義し，この「歯科衛生」を理論と実践の両面から探求する学問が【歯科衛生学】であるとしました．【歯科衛生学】は基礎歯科衛生学・臨床歯科衛生学・社会歯科衛生学の3つの分野から構成されるとしています．

　また，これまでの教科書は『歯科衛生士教本』というような職種名がついたものであり，これではその職業の「業務マニュアル」を彷彿させると，看護分野など医療他職種からたびたび指摘されてきた経緯があります．さらに，現行の臨床系の教科書には「○○学」といった「学」の表記がないことから，歯科衛生士の教育には学問は必要ないのではと教育機関の講師の方から提言いただいたこともありました．

　「日本歯科衛生教育学会」など歯科衛生関連学会も設立され，教育年限も3年以上に引き上げられて，【歯科衛生学】の体系化も提案された今，自分自身の知識や経験が整理され，視野の広がりは臨床上の疑問を解くための指針ともなり，自分が実践してきた歯科保健・医療・福祉の正当性を検証することも可能となります．日常の身近な問題を見つけ，科学的思考によって自ら問題を解決する能力を養い，歯科衛生業務を展開していくことが，少子高齢化が続く令和の時代に求められています．

　科学的な根拠に裏付けられた歯科衛生業務のあり方を新しい『歯科衛生学シリーズ』で養い，生活者の健康に寄与できる歯科衛生士として社会に羽ばたいていただきたいと願っております．

2022年2月

一般社団法人　全国歯科衛生士教育協議会理事長

眞木吉信

発刊の辞

　歯科衛生士の教育が始まり70年余の経過を経た歯科衛生士の役割は，急激な高齢化や歯科医療の需要の変化とともに医科歯科連携が求められ，医科疾患の重症化予防，例えば糖尿病や誤嚥性肺炎の予防など，う蝕や歯周病といった歯科疾患予防の範囲にとどまらず，全身の健康を見据えた口腔健康管理へとその範囲が拡大しています．

　日本政府は，経済財政運営と改革の基本方針「骨太の方針」で，口腔の健康は全身の健康にもつながることから，生涯を通じた歯科健診の充実，入院患者や要介護者をはじめとする国民に対する口腔機能管理の推進，歯科口腔保健の充実や地域における医科歯科連携の構築，歯科保健医療の充実に取り組むなど，歯科関連事項を打ち出しており，2022年の現在においても継承されています．特に口腔衛生管理や口腔機能管理については，歯科口腔保健の充実，歯科医療専門職種間，医科歯科，介護・福祉関係機関との連携を推進し，歯科保健医療提供の構築と強化に取り組むことなどが明記され，徹底した予防投資や積極的な未病への介入が全身の健康につながることとして歯科衛生士の活躍が期待されています．

　歯科衛生士は，多くの医療系職種のなかでも予防を専門とする唯一の職種で，口腔疾患発症後はもちろんのこと，未病である健口のうちから介入することができ，予防から治療に至るまで，継続して人の生涯に寄り添うことができます．

　このような社会のニーズに対応するため歯科衛生学教育は，歯・口腔の歯科学に留まらず，保健・医療・福祉の広範囲にわたる知識を学ぶことが必要となってきました．

　歯科衛生学は「口腔の健康を通して全身の健康の維持・増進をはかり，生活の質の向上に資するためのものを『歯科衛生』と定義し，この『歯科衛生』を理論と実践の両面から探求する学問が歯科衛生学である」と定義されます．そこで歯科衛生士の学問は「歯科衛生学」であると明確にするために，これまでの『歯科衛生士教本』，『新歯科衛生士教本』，『最新歯科衛生士教本』としてきた教本のタイトルを一新し，『歯科衛生学シリーズ』とすることになりました．

　歯科衛生士として求められる基本的な資質・能力を備えるため『歯科衛生学シリーズ』は，プロフェッショナルとしての歯科衛生学の知識と技能を身につけ，保健・医療・福祉の協働，歯科衛生の質と安全管理，社会において貢献できる歯科衛生士，科学的研究や生涯にわたり学ぶ姿勢を修得する教科書として発刊されました．これからの新たな歯科衛生学教育のために，本書が広く活用され，歯科衛生学の発展・推進に寄与することを願っています．

　本書の発刊にご執筆の労を賜った先生方はじめ，ご尽力いただいた医歯薬出版株式会社の皆様に厚く御礼申し上げ，発刊の辞といたします．

2022年2月

執筆の序

　歯科衛生士の修業年限が3年以上となった2004（平成16）年から18年が経過しました．この年に生まれた方たちが，まさに本書の発刊の年に歯科衛生士を志して入学してくるところです．

　特に近年，医科においても歯科衛生士の専門職能が評価されていることは周知の通りです．医療の専門職種は，そのプロフェッショナリズムに基づき質の高い安全な医療を提供し，かつ説明責任を果たさなければなりません．それだけでなく科学者として，現在の医療を見直し，新たな医療を開発していくことも使命のひとつです．さらには教育者として，後進の指導・育成も行わなければなりません．歯科衛生士が，その業務の質を高め，研究開発し，教育を行う．当たり前のことですが，養成課程の教育の質を高めることが，それらの第一歩であることは間違いありません．現在でも歯科衛生士の養成機関の多くは専門学校ではありますが，短期大学や4年制大学，そして大学院も増加しています．新しくなった「歯科衛生学シリーズ」では，医療の専門職種としての高等教育を発展させるべく，編集方針と内容をブラッシュアップいたしました．

　法治国家である我が国において，医療も当然，法に基づいて提供されます．法と制度を知らずして医療を提供することはできません．その最も基礎となるのが，本書「保健・医療・福祉の制度」です．少子高齢化や感染症のまん延など，社会環境の変化に伴って，保健・医療・福祉の法律・制度もめまぐるしく改正されてきました．最新かつ重要な知見を漏らすことなく教育に反映できるよう，細心の注意を払って編集・執筆を行いました．今後も人口構成の変化が続くと見込まれていますから，変わり続けるでしょう．遅滞なくアップデートを重ねていきたいと考えております．

　本書が歯科衛生士教育，ひいては歯科衛生士の業務の質の向上につながり，公衆歯科衛生の維持・増進に寄与することを期待しております．

2023年1月

編集委員　平田創一郎

3章　その他の関係法規

4章　社会保障

5章　医療の動向

執筆分担

1章 わが国の医療制度と歯科衛生士

到達目標
❶ 保健，医療，福祉の制度を学修する目的を説明できる.
❷ 歯科衛生士の専門性を説明できる.
❸ 就業歯科衛生士の人数と増加の理由について説明できる.
❹ 歯科衛生士法の目的および歯科衛生士業務の法的根拠とその背景を説明できる.
❺ 歯科衛生士法に規定される歯科衛生士の義務・責務を説明できる.

❶ はじめに

1. 保健・医療・福祉の制度を学修する目的

　本書は，保健・医療・福祉に関して，多くの法律・制度を掲載しているが，これらを学修する目的は，2つに大別できる.

　1つは，歯科衛生士が業務を行ううえで知っておくべき法律・制度である. そのうち，資格に関するものとしては，何よりも**歯科衛生士法**が重要である. 歯科衛生士法には，歯科衛生士の定義，国家試験の受験資格，免許登録，業務，秘密を守る義務，罰則等が規定されており，歯科衛生士になろうとする者は，必ず知っておかなければならない. また，歯科衛生士が業務を行ううえで，最も関係が深い職種は，歯科医師であることから，**歯科医師法**の概要を学ぶことも必須である. 制度に関するものとしては，**医療保険制度**や**介護保険制度**，**地域包括ケアシステム**などがある. 歯科衛生士や歯科医師が行った行為が診療報酬として保険医療機関に支払われるのも，医療保険制度によるものである. 歯科診療で用いる機械・器具・材料，医薬品は，その用途や安全性等が医薬品医療機器等法で規定されている. このように，歯科衛生士の日常の業務は，なんらかの法律，制度とかかわっている.

　保健・医療・福祉を学修する，もう1つの目的は，社会人として知っておくべき法律・制度である. たとえば，20歳になると国民年金に加入義務がある. 労働者となると社会保険料（医療，年金，介護等）を納めなくてはならない. また，出産や，産前産後や育児休業に関する保障も重要である. これらは，歯科衛生士の業務とは直接かかわらないが，他の科目では，学ぶことができないものである.

　保健・医療・福祉には，多くの制度があり，法律の条文は，関心をもたない限り無味乾燥なものである. 医療保険制度や介護保険制度は，歯科衛生士が業務を行ううえで必要なものであるとともに，社会人としても必要なものである. 自分自身や

家族が，実際に医療や介護を受けるときに，制度の理解なくしてはサービスを利用できないのであり，試験のための知識でない利用者の立場になった，実学としての学修をすることが大事である．たとえば，病院を受診した際，受付から料金の支払いまでの一連の過程は，医療保険制度にのっとったものである．診察以外にも採血や検査，レントゲン撮影などは，他の職種の業務を実感できるよい機会である．

講義だけでなく，日常の生活で医療や福祉のサービスの提供を受けることを通じて，**医科歯科連携**や**地域包括ケアシステム**における歯科衛生士の**多職種連携**の理解が深まる．医療関係職種は，各々が高度な専門性を有しており，医師，薬剤師，看護師は，広く知られた職種であるが，その他にも多くの職種があり，それぞれ，根拠となる法律が存在する．他の職種の専門性を知ることが，歯科衛生士の専門性を知ることにもつながる．

2. 歯科衛生士の専門性

🔗 Link
歯科衛生士の専門性
『歯科衛生学総論』
p.1〜19

歯科衛生士は，1948（昭和23）年の歯科衛生士法の制定により，**歯科疾患の予防**を行う新しい職種として設けられた．これは，前年に保健所法（現在の地域保健法）の改正により，歯科衛生が保健所の業務に加わったことに関連する．歯科衛生士法制定と同時期に，医師法，歯科医師法，保健婦助産婦看護婦法（現在の保健師助産師看護師法）が制定されているが，これらは，いずれも旧法に基づく職種がすでに存在しており，歯科衛生士法の制定とは趣が異なっている．その後，1955（昭和30）年の法改正により**歯科診療の補助**が業務に追加され，さらに1989（平成元）年の法改正により，**歯科保健指導**が業務に追加されるとともに，知事免許から厚生大臣（当時）免許へと昇格した．

今日，医療系の国家資格は多く存在するが，それぞれの資格には高度な専門性がある．他職種と比較した歯科衛生士の専門性には，①予防を目的として制定された唯一の職種である，②口腔健康管理（口腔衛生管理，口腔機能管理）の担い手である，③多くの機械，器具，材料を使用し，目視下での精緻な手指の動作を行う，④気管と食道の入り口である口腔領域を，医療安全にのっとり扱う，などがある．

業務に従事する歯科衛生士数は年々増加し，2020（令和2）年12月末で約14万人であり，歯科医師数の約10万人を上回っている（p.146 5章**図5-3**参照）．また，年齢階級別にみると，20歳代から50歳代以上まで，バランスよく従事している（**図1-1**）．

歯科衛生士数がこれほど増加しているにもかかわらず，歯科衛生士不足といわれるのは，歯科衛生士に対する大きな需要があるためである．歯科衛生士は，介護（介護予防を含む）の場などでも活躍しているが，主体は診療所や病院での臨床の業務である．歯科衛生士法制定時には，歯科疾患の予防は，う蝕や歯周疾患にならないための予防であった．その後，予防の概念が再発予防や重症化予防へと拡大し，さらに，周術期等口腔機能管理等に代表される医科疾患の合併症予防へと展開してい

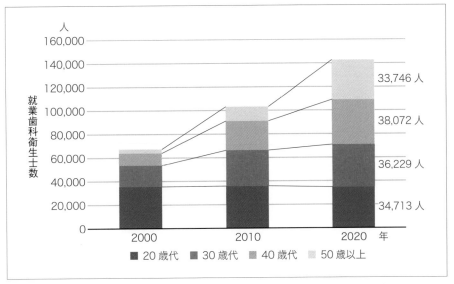

図 1-1　年齢階級別歯科衛生士数
(衛生行政報告例)

る．これらの背景には，歯・口腔の健康管理についての患者ニーズの増加があるが，制度面では，厚生労働省が歯科診療報酬において，歯科衛生士の評価を進めてきたことが大きく影響している．今日，歯周治療をはじめとした歯科診療において，歯科衛生士は欠かせない存在となっている．

3. 法律・制度の優先

歯科衛生士の業務範囲には，個々の歯科医師や歯科衛生士の独自の解釈も存在する．多様な解釈は一律に否定されるものではないが，公的な法律・制度を何よりも優先しなければならない．ただし，一度，制定された法律・制度も不定期に改正されることがあり，学修した内容がすでに過去の知識になっていないことに留意することが必要である．

4. 法律，政令，省令，条例

1) 法律

法律とは，憲法第41条「国会は国権の最高機関であって，国の唯一の立法機関である．」に基づき，国会が制定する．歯科衛生士にとって重要な法律には，歯科衛生士法，歯科医師法，歯科技工士法，医療法などがある．法律の名称については，前記のように何々法と称する場合と，何々に関する法律（例　歯科口腔保健の推進に関する法律）と称する場合がある．これらの法律はいずれも厚生労働省の所管である．法律は，政令，省令，条例よりも上位である．

2）政令

　政令とは，内閣が定める命令である．法律を実施するための細則が規定されている．名称については，（法律名）施行令と表記する．歯科衛生士法施行令には，歯科衛生士の登録を行う場合の手数料等が規定されている．政令は，法律よりも下位で省令よりも上位である．

3）省令

　省令とは，各府省の大臣が制定する命令である．法律や政令を執行する等のために制定される．厚生労働大臣が定めたものは，厚生労働省令と総称する．名称については，一般に（法律名）施行規則と表記する．歯科衛生士法施行規則は，歯科衛生士法，歯科衛生士法施行令を執行するための厚生労働省令である．歯科衛生士学校養成所指定規則は，文部科学大臣と厚生労働大臣が共管する省令である．省令は，法律，政令よりも下位である．

4）条例

　地方公共団体（都道府県，市町村・特別区）の議会も法律の範囲内で立法を行うことができ，これを条例という．歯科保健の推進に関連した条例も多く制定されている．条例は，法律の範囲内で制定することができる．

❷ わが国の医療制度

　わが国の医療は，複数の法律と制度によって提供されている．

　医療の提供場所を含む医療提供体制については「医療法」により規定されている．

　医薬品等の製造・輸入・販売については，「医薬品，医療機器等の品質，有効性および安全性の確保等に関する法律」により規定されている．

　各医療従事者の免許と業務については，「医師法」，「歯科医師法」，「薬剤師法」，「歯科衛生士法」をはじめとする各医療従事者の資格を定める法により規定されている．

　社会保障制度に基づき保険的手法によって医療を提供することで生活の安定と福祉の向上を図る公的医療保険制度は，「健康保険法」と各医療保険制度の法により規定されている．国民皆保険を実現し，安価に広く質の高い医療を提供することを可能としている公的医療保険制度については，4章においてその他の社会保障制度と併せて詳述する．

　本書においては，公的医療保険だけでなく保険外診療も含めた医療そのものを規制する医療法や医療従事者の資格に関する法律，保健衛生に関する法律，薬事に関する法律，予防衛生に関する法律等について解説する．

③ 医療法 〔昭和23年　法律第205号〕

1. 医療法の沿革

わが国の近代的医療制度は，1874（明治7）年に「医制」が発布されたことにより始まった．第二次世界大戦時中の1942（昭和17）年には「国民医療法」が制定された．戦後1948（昭和23）年に医師法や歯科医師法などと同時に，医療提供体制を規定する「医療法」が制定され，現在の医療提供体制の骨格が定められた．

2. 医療法の目的

医療法は，医療を受ける者の利益の保護と，良質かつ適切な医療を効率的に提供する体制の確保を図ることで，国民の健康の保持に寄与することを目的としている（第1条）．

3. 総則

1）医療提供の理念

医療は，医療従事者と患者との信頼関係に基づいて行われるものであり，単に治療のみでなく，疾病の予防のための措置やリハビリテーションを含む良質かつ適切なものでなければならない．また，国民自らの健康の保持増進のための努力を基礎として，患者の意向を十分に尊重し，医療提供施設の機能に応じ効率的かつ，福祉サービスなどの関連するサービスとの有機的な連携を図って提供されなければならないとしている（第1条の2）．

医療法では「医療提供施設」を，病院，診療所，介護老人保健施設，介護医療院，調剤を実施する薬局その他の医療を提供する施設と定義している．また，医療提供施設と並んで，患者の居宅等（患者の自宅の他，養護老人ホーム，特別養護老人ホーム，軽費老人ホーム，有料老人ホーム，そのほかの医療を受ける者が療養生活を営むことができる場所であって医療提供施設以外の場所を含む）においても同様に医療が提供されることが謳われている．なお，病院，診療所および助産所は医療法に規定されており，「医療施設」または「医療機関」とよばれる．

一方，医師，歯科医師，薬剤師，看護師その他の医療従事者は，この理念に基づき，医療を受ける者に対し，良質かつ適切な医療を行うよう努めなければならないとされており，医療を提供するに当たり，適切な説明を行い，医療を受ける者の理解を得る（すなわちインフォームドコンセント）よう努めなければならないとする努力義務が規定されている（第1条の4）．当然，歯科衛生士もこの医療従事者に含まれる．努力義務であるからインフォームドコンセントを得なくともよいということではなく，意識がないなどインフォームドコンセントを得ることができない場

🔗 Link
インフォームドコンセント
『歯科衛生学総論』
p.73

合があるから努力義務とされていると解釈しなければならない.

2) 医療提供体制の確保

国と地方公共団体は,医療提供の理念に基づいて,国民に対し良質かつ適切な医療を効率的に提供する体制が確保されるよう努めなければならないとしている(第1条の3).

4. 医療に関する選択の支援

1) 国・地方公共団体による医療に関する情報の提供

Link

医療機関の管理者
p.9〜10 病院,診療所および助産所

国と地方公共団体は,患者が医療機関の選択に関して必要な情報を容易に得られるように,必要な措置を講ずるよう努めなければならないと規定している(第6条の2).そのために,医療機関の管理者は,医療機関の選択を適切に行うために必要な情報として厚生労働省令(医療法施行規則)で定める事項を所在地の都道府県知事に報告し,その事項を記載した書面を当該医療機関で閲覧できるようにしなければならないと規定している.また,都道府県知事は,その医療機関の情報をインターネット等を通じて公表するものと規定している(第6条の3).この情報公開制度を医療機能情報提供制度(**医療情報ネット**)という.

2) 医療機関の広告規制

医療機関の医業・歯科医業に関する広告が,患者による医療に関する適切な選択を阻害することのないよう,比較広告,誇大広告,客観的事実であることを証明できない内容の広告,公序良俗に反する内容の広告を禁止している.医業,歯科医業または病院,診療所に関して広告できる事項を**表1-1**に示す(第6条の5).具体的な規制内容については,「医業若しくは歯科医業又は病院若しくは診療所に関する広告等に関する指針(**医療広告ガイドライン**)」が示されている.なお,医療機関のホームページも広告とされる.

歯科に関する診療科名については,「歯科」,「小児歯科」,「矯正歯科」,「歯科口腔外科」および複数の事項を組み合わせた例として「小児矯正歯科」が広告するに当たって通常考えられる診療科として示されている.

専門性に関する資格については2022(令和4)年の制度改正により,一般社団法人日本歯科専門医機構が認定した歯科医師の専門性に関する資格と規定されているが,令和4年8月現在,まだ認定された資格はない.当面の間,従前の厚生労働大臣に届出がなされた団体の認定する以下の5つの資格名のみ広告することができる.

・公益社団法人日本口腔外科学会認定**口腔外科専門医**
・特定非営利活動法人日本歯周病学会認定**歯周病専門医**
・一般社団法人日本歯科麻酔学会認定**歯科麻酔専門医**

表 1-1　医業，歯科医業または病院，診療所に関して広告できる事項

① 医師又は歯科医師である旨
② 診療科名
③ 病院・診療所の名称，電話番号，所在地，管理者の氏名
④ 診療日，診療時間または予約による診療の実施の有無
⑤ 法令の規定に基づき一定の医療を担うものとして指定を受けた病院・診療所または医師・歯科医師である場合には，その旨
⑥ 医師少数区域等で勤務した認定を受けた医師である場合には，その旨
⑦ 地域医療連携推進法人の参加病院等である場合には，その旨
⑧ 入院設備の有無，病床の種別ごとの数，医師，歯科医師，薬剤師，看護師その他の従業者の員数，その他の施設，設備または従業者に関する事項
⑨ 診療に従事する医療従事者の氏名，年齢，性別，役職，略歴その他の当該医療従事者に関する事項であって医療を受ける者による医療に関する適切な選択に資するものとして厚生労働大臣が定めるもの
⑩ 患者またはその家族からの医療に関する相談に応ずるための措置，医療の安全を確保するための措置，個人情報の適正な取扱いを確保するための措置その他の当該病院・診療所の管理・運営に関する事項
⑪ 紹介をすることができる他の病院若しくは診療所またはその他の保健医療サービス・福祉サービスを提供する者の名称，これらの者と当該病院・診療所との間における施設，設備，器具の共同利用の状況その他の連携に関する事項
⑫ 診療録その他の診療に関する諸記録に係る情報の提供，退院時療養計画書の交付その他の医療に関する情報の提供に関する事項
⑬ 提供される医療の内容に関する事項（検査，手術その他の治療の方法については，医療を受ける者による医療に関する適切な選択に資するものとして厚生労働大臣が定めるものに限る.）
⑭ 患者の平均的な入院日数，平均的な外来患者または入院患者の数その他の医療の提供の結果に関する事項であって医療を受ける者による医療に関する適切な選択に資するものとして厚生労働大臣が定めるもの
⑮ その他これらの事項に準ずるものとして厚生労働大臣が定める事項

・公益社団法人日本小児歯科学会認定**小児歯科専門医**
・特定非営利活動法人日本歯科放射線学会認定**歯科放射線専門医**

5. 医療の安全の確保

1）国，都道府県，保健所を設置する市および特別区の責務

　国，都道府県，保健所を設置する市および特別区は，医療の安全に関する情報の提供，研修の実施，意識の啓発その他の医療の安全の確保に関し必要な措置を講ずるよう努めなければならないと規定されている（第 6 条の 9）.都道府県，保健所を設置する市および特別区は，**表 1-2** に示す業務を行う**医療安全支援センター**を設置することができる（第 6 条の 13）.

2）医療事故調査制度

　医療機関の管理者は，①提供した医療に起因する（起因すると疑われる）②死亡・死産であって，③当該管理者が予期しなかった医療事故が発生した場合には，遅滞

表 1-2　医療安全支援センターの業務

① 患者・住民からの苦情や相談への対応（相談窓口の設置）と，当該医療機関の管理者への助言
② 医療安全の確保に関する必要な情報の収集と，医療機関と患者・住民への情報提供
③ 医療機関に対する医療の安全に関する研修の実施
④ その他医療の安全の確保のために必要な支援の実施る施設，設備，器具の共同利用の状況その他の連携に関する事項

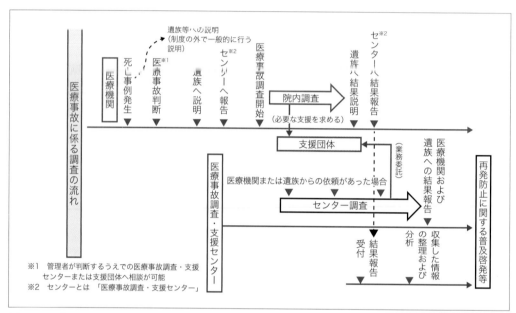

図 1-2　医療事故に係る調査の流れ

（厚生労働省：医療事故調査制度についての概要図[2]より）
https://www.mhlw.go.jp/content/10800000/000890259.pdf

なく，その日時場所，状況その他厚生労働省令で定める事項を医療事故調査・支援センターに報告しなければならない（第6条の10）．この報告を含めた，医療事故調査制度の概念図を**図1-2**に示す．本制度の目的は，医療事故発生の責任追及ではなく，医療事故の再発防止を行うことである．なお，**医療事故調査・支援センター**には，一般社団法人日本医療安全調査機構が厚生労働大臣により指定されている．

3）医療機関の安全管理体制

　すべての医療機関は，医療の安全を確保するための措置を講じなければならないと規定されている（第6条の12）．厚生労働省令（医療法施行規則）に規定される医療安全管理体制を**表1-3**に示す．歯科医療機関においては，歯科医師に限らず歯科衛生士も医薬品安全管理責任者と医療機器安全管理責任者になることができる．

表 1-3　医療機関に義務づけられた医療安全管理体制

安全管理のための体制
① 医療に係る安全管理のための指針を整備すること
② 医療に係る安全管理のための委員会を開催すること（有床の医療機関のみ）
③ 医療に係る安全管理のための職員研修を実施すること
④ 医療機関内における事故報告等の医療に係る安全の確保を目的とした改善のための方策を講ずること
院内感染対策のための体制の確保に係る措置
① 院内感染対策のための指針の策定
② 院内感染対策のための委員会の開催（有床の医療機関のみ）
③ 従業者に対する院内感染対策のための研修の実施
④ 当該病院等における感染症の発生状況の報告，その他の院内感染対策の推進を目的とした改善のため
医薬品に係る安全管理のための体制の確保に係る措置
① 医薬品の使用に係る安全な管理のための責任者（医薬品安全管理責任者）の配置
② 従業者に対する医薬品の安全使用のための研修の実施
③ 医薬品の安全使用のための業務に関する手順書の作成および当該手順書に基づく業務の実施
④ 医薬品の安全使用のために必要となる情報の収集，その他の医薬品の安全使用を目的とした改善のための方策の実施
医療機器に係る安全管理のための体制の確保に係る措置
① 医療機器の安全使用のための責任者（医療機器安全管理責任者）の配置
② 従業者に対する医療機器の安全使用のための研修の実施
③ 医療機器の保守点検に関する計画の策定および保守点検の適切な実施
④ 医療機器の安全使用のために必要となる情報の収集，その他の医療機器の安全使用を目的とした改善
診療用放射線に係る安全管理のための体制の確保に係る措置
① 診療用放射線に係る安全管理のための責任者（医療放射線安全管理責任者）の配置
② 診療用放射線の安全利用のための指針の策定
③ 放射線診療従業者に対する診療用放射線の安全利用のための研修の実施
④ 放射線診療を受ける者の放射線による被曝線量の管理・記録，その他の診療放射線の安全利用のための方策の実施
高難度新規医療技術等

6. 病院，診療所および助産所

1）病院

　医師（歯科医師）が，公衆または特定多数人のため医業（歯科医業）を行う場所で，20人以上の患者を入院させるための施設を有するものと定義されている（第1条の5）．

　他の病院や診療所からの紹介患者に対して医療を提供し，救急医療を行い，地域の医療従事者に対し研修を行うなど，地域における医療の確保のために必要な支援

🔗 Link

二次医療圏
三次医療圏
p.12

に関する機能を有し，その所在地の都道府県知事の承認を得た病院は，地域医療支援病院と称することができる（第4条）．二次医療圏に1つ以上の設置が望ましいとされているが，すべての二次医療圏に設置できてはいない．

　高度な医療を提供・技術開発・研修できるとして厚生労働大臣の承認を得た病院は，特定機能病院と称することができる（第4条の2）．主に大学医学部附属病院が承認されており，おおむね三次医療圏に1つ以上設置されている．

　臨床研究の実施の中核的な役割を担う病院で，厚生労働大臣の承認を得たものは，臨床研究中核病院と称することができる（第4条の3）．

2）診療所

　医師（歯科医師）が，公衆または特定多数人のため医業（歯科医業）を行う場所で，患者を入院させるための施設を有しないか，19人以下の患者を入院させるための施設を有するものと定義されている（第1条の5）．

3）開設・管理等

🔗 Link

基準病床数
p.13

🔗 Link

医療法人
p.13

　病院，病床を有する診療所（有床診療所）を開設しようとするときは，**開設地の都道府県知事**（保健所を有する市または特別区の場合は市長・区長）**の許可**が必要である．これは，基準病床数により病床規制が行われているためである．また，臨床研修修了医師・臨床研修修了歯科医師でない者が病院・診療所を開設しようとするときも同じく許可が必要である（第7条）．医療法人が開設者になる場合や，知事や市長などが開設者になる県立や市立などの自治体立の病院・診療所の場合などがこれに該当する．

　営利を目的として医療機関を開設しようとする者に対しては，開設許可を与えないことができると規定されている（第7条）．「営利」とは，株主などの組織構成員が利益を追求し，得られた利益を構成員が分配することであり，したがって，株式会社などは原則として医療機関を開設できない．

　病床を有さない診療所（無床診療所）を臨床研修修了医師・臨床研修修了歯科医師が開設した場合には，開設後10日以内に開設地の都道府県知事（保健所を有する市または特別区の場合は市長・区長）へ届け出ればよい（第8条）．

　病院・診療所の開設者は，主に医業をなす場合には臨床研修修了医師に，主に歯科医業をなす場合には臨床研修修了歯科医師に管理させなければならない（第10条）．原則，**開設者自身が管理者となる**こととされている（第12条）．

　管理者は，勤務する医師，歯科医師，薬剤師その他の従業者を監督し，その業務遂行に欠けるところのないよう必要な注意をしなければならない（第15条）．また，病院・診療所の管理者は，診療の用に供するエックス線装置を備えたときには，所在地の都道府県知事（保健所を有する市または特別区の場合は市長・区長）に届け出なければならない．医療法施行規則には，放射線管理区域の標識（**図1-3**）の掲示をはじめ，診療に用いる放射線装置等の管理，放射線防護などが規定されている．

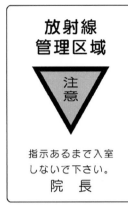

図1-3　放射線管理区域の
標識の例
※注意と書かれた逆三角形
　の色は黄色

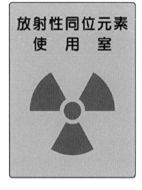

図1-4　RI規制法に基づく
標識の例

なお，医療にかかわる放射線の管理については医療法の他，放射線治療に用いる放射線源の管理（**図1-4**）は「放射性同位元素等の規制に関する法律」（RI規制法），放射線業務にかかわる医療従事者の被曝管理は「労働安全衛生法」，放射性医薬品・放射線を発する医療機器は「医薬品，医療機器等の品質，有効性及び安全性の確保等に関する法律」がそれぞれ規定している．

4）院内掲示

病院・診療所の管理者は，入口，受付，待合所の付近の見やすい場所に，①管理者の氏名，②診療に従事する医師または歯科医師の氏名，③医師または歯科医師の診療日および診療時間，④建物の内部に関する案内（病院のみ）を掲示しなければならない（第14条の2）．

5）監督，立入

都道府県知事（保健所を有する市または特別区の場合は市長・区長）は，医療機関の人員や清潔，設備構造について監督することが定められている（第23条の2，第24条）．必要があると認めるときは，医療機関の開設者・管理者に対して必要な報告を命じ，または医療監視員に医療機関に立入検査をさせることができる（第25条）．

7. 医療提供体制の確保

1）基本方針

🔗 **Link**
地域包括ケアシステム
p.81

厚生労働大臣は，「地域における医療及び介護の総合的な確保の促進に関する法律」に規定する総合確保方針に即して，良質かつ適切な医療を効率的に提供する体制の確保を図るための基本的な方針（「**基本方針**」）を定める（第30条の3）

2）医療計画

都道府県は，基本方針に即して，かつ，地域の実情に応じて，医療提供体制の確保を図るための計画（「**医療計画**」）を定めることとされている（第30条の4）．6か年の計画となる．医療計画に定める主な事項を以下に示す．

（1）5疾病

がん，脳卒中，心筋梗塞等の心血管疾患，糖尿病，精神疾患を「**5疾病**」とよび，これらの疾患について地域連携クリニカルパス（地域連携パスともいう）を構築することとされている．**地域連携クリニカルパス**とは，急性期病院から回復期病院を経て早期に自宅に帰れるよう，治療を受けるすべての医療機関で共有する診療計画表のことであり，疾患ごとに作成され，診療に当たることができる医療機関が，二次医療圏（下記（4）参照）ごとにリスト化され示されている．

（2）救急医療等確保事業（5事業）

救急医療等確保事業は「**5事業**」とよばれ，救急医療，災害時における医療，へき地の医療，周産期医療，小児医療（小児救急医療を含む）の5つの不足している医療について，都道府県で確保のための事業を行うことが規定されている．新型コロナウイルス感染症のまん延を踏まえて，2024年度からの第8次医療計画において，新興感染症等の感染拡大時における医療を追加し，6事業とする方向で検討が進められている．

（3）在宅医療

「平成24年度高齢者の健康に関する意識調査」では，「治る見込みがない病気になった場合，どこで最期を迎えたいか」の問いに対し，55歳以上の男女の54.6%が「自宅」と回答した．自宅で安心して医療を受けられる体制づくりのため，「地域における医療及び介護の総合的な確保の促進に関する法律」に地域の実情に応じて，高齢者が，可能な限り，住み慣れた地域でその有する能力に応じ自立した日常生活を営むことができるよう，医療介護，介護予防（要介護状態，若しくは要支援状態となることの予防，または要介護状態，若しくは要支援状態の軽減，若しくは悪化の防止をいう），住まいおよび自立した日常生活の支援が包括的に確保される体制と定義される「地域包括ケアシステム」の整備，推進が国の方針となっている．

当然，患者の居宅等における医療，すなわち在宅医療がその要の1つとなることから，医療計画においても5疾病5事業と並び，確保のための事業があげられている．

（4）二次医療圏・三次医療圏

二次医療圏とは，一般の入院にかかる医療を提供する圏域であり，地理的条件等の自然的条件，日常生活の需要の充足状況，交通事情等の社会的条件を考慮して都

道府県内を複数の圏域に分割し策定する.

　三次医療圏とは，特殊な医療を提供する圏域として，都道府県を単位として設定される.ただし，北海道のみ区域が著しく広いことから，6つの三次医療圏が設定されている.特殊な事情がある場合には，複数の区域や都道府県をまたがる区域を設定することができる.

(5) 基準病床数

　病床の種別（一般病床，療養病床，感染症病床，結核病床，精神病床）のうち，一般病床と療養病床については二次医療圏単位で人口等を鑑み，二次医療圏単位で決定される.その他の病床については別途，都道府県単位の算定基準が定められている.これらの定められた病床数を基準病床数という.基準病床数を超える場合には開設や病床の増加は許可しないことができ，病床数の総数規制となっている.

(6) 地域医療構想

　今後の人口減少・高齢化に伴う医療ニーズの質・量の変化や労働力人口の減少を見据え，2025年に必要となる病床の必要量を，病床機能区分（高度急性期，急性期，回復期，慢性期）ごとに推計したうえで，医療機能分化・連携を進め，質の高い医療を効率的に提供できる体制を構築する取組みを地域医療構想という.構想区域(ほぼ二次医療圏と一致した区域)ごとに，達成するための方策その他の地域医療構想の達成を推進するために必要な事項について協議を行うこととしている（第30条の14）.

(7) その他

　上記のほか，医療の安全の確保や医師・その他の医療従事者の確保，外来医療の提供体制などがある.

8. 医療法人

　法人とは，人間ではない組織体が法律上，人とみなされ，法律行為を行い，権利義務の主体となる資格を与えられたものをいう.医療法では医療を非営利と定めているため，医療機関の経営に継続性を付与し，地域医療を安定的に確保する目的で，医療法人制度を規定している.医療法人は，病院，診療所，介護老人保健施設，介護医療院の開設を行うことができる.

🔗 Link

介護保険施設
p.122

歯科医師法 〔昭和23年　法律第202号〕

歯科衛生士の業務を学ぶうえで，歯科医業を理解しておく必要があることから，歯科医業を規定する歯科医師法を先に解説する．

1. 歯科医師法の沿革

医師法や歯科医師法，歯科衛生士法，歯科技工士法などは，特定業務とそれに従事する者の資格を定める法律である．

歯科医師法は，1006（明治39）年に医師法と同時に制定され，わが国においては医師と歯科医師の業務と資格を別のものとする，いわゆる医科歯科二元論が確立された．その後第二次世界大戦下において医師法歯科医師法は一時，国民医療法に統合されたものの，戦後1948（昭和23）年に再び医師法，歯科医師法に分けて公布され，現在に至っている．なお，歯科衛生士法もこのとき同時に制定されている．

2. 歯科医師法の目的

歯科医師法の目的は，歯科医師が「歯科医療および保健指導を掌ることによって，公衆衛生の向上および増進に寄与し，もつて国民の健康な生活を確保する」（第1条）ことと規定し，併せて歯科医師の資格を定め，国民に適正な歯科医療を提供することにある．

3. 歯科医師の業務（歯科医業）

歯科医師が行う業務を歯科医業といい，業務として独占的に行われる行為を歯科医行為という．歯科医業の「業」とは，社会上の地位に基づいて反復継続の意思をもって行う行為と解釈されている．この社会上の地位が歯科医師の資格に相当する．

なお，歯科診療の補助は相対的歯科医行為として歯科医師以外の者（看護師，歯科衛生士等）が歯科医師の指示の下に行う行為であり，歯科医師が歯科診療の補助を行うことはない．歯科医師がそれに相当する行為を行った場合には，歯科医行為を行ったこととなる．相対的歯科医行為に対し，歯科医師以外の者が行ってはならない歯科医行為を絶対的歯科医行為という．

1）業務独占

歯科医師でなければ，歯科医業をなしてはならない（第17条）と規定されており，このように法律によってある業務を特定の資格を有する者のみに独占的に行わせることを規定したものを業務独占という．歯科医師は，歯科医師法による歯科医業の業務独占の他にも，歯科技工士法による歯科技工，診療放射線技師法による人体に

対し放射線を照射する行為を業務独占として有する.

　令和4年4月1日から，共用試験に合格した歯科学生は，大学が行う臨床実習において，歯科医師の指導監督の下，歯科医師の業務独占の除外規定として歯科医業を行うことができるようになった.

2）名称独占

　歯科医師でなければ，歯科医師またはこれに紛らわしい名称を用いてはならない（第18条）と規定されており，名称の使用についても独占を認めている.

4．歯科医師の免許

　歯科医師になろうとする者は，歯科医師国家試験に合格し，厚生労働大臣の免許を受けなければならない（第2条）と規定されている．免許を受けるとは，厚生労働省に備える歯科医籍に登録されることであり，その証書としての歯科医師免許証の有無を指しているわけではない.

　歯科医師国家試験の受験資格は次のように規定されている（第11条）

①学校教育法に基づく大学において，歯学の正規の課程を修めて卒業した者（令和8年4月1日から，共用試験の合格が要件に加わる）

②歯科医師国家試験予備試験に合格した者で，合格した後1年以上の診療および口腔衛生に関する実地修練を経たもの

③外国の歯科医学校を卒業し，または外国で歯科医師免許を得た者で，厚生労働大臣が前2号に掲げる者と同等以上の学力および技能を有し，かつ，適当と認定したもの

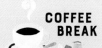

COFFEE BREAK　医業と歯科医業，医行為と歯科医行為

　医師が行う業務を医業，歯科医師が行う業務を歯科医業といい，それぞれの業務として独占的に行われる行為を医行為，歯科医行為といいます．医行為・歯科医行為の内容は医学の進歩により変化するものであることから，法に具体的には明記されておらず，医師または歯科医師が行うのでなければ衛生上危害を生ずるおそれのある行為とされています．医行為と歯科医行為は，社会通念上または医学・歯科医学の学問体系上，基本的に身体部位ではなく疾患で区分されており，共通する疾患や治療行為も存在します．咬合に関する治療については一般的に医行為に含まれず，歯科医行為とされているものの，現行法令に明記されているわけではありません．医師以外の者が行ってはならない行為を絶対的医行為，歯科医師以外の者が行ってはならない行為を絶対的歯科医行為といいます.

なお，歯科医師が死亡した場合には，戸籍法による死亡の届出義務者である同居の親族などが歯科医籍の登録の抹消を申請しなければならない（歯科医師法施行令第6条）．

5．欠格事由

　歯科医師免許を受けるためには一定の要件が必要であり，該当する場合には免許を与えない絶対的欠格事由と，該当した場合には厚生労働大臣が免許を与えないことがあり，行政処分（6．歯科医師法上の行政処分参照）を行うことができる相対的欠格事由とがある．
　絶対的欠格事由には，未成年がある（第3条）．未成年とは民法第4条に成年と規定される18歳に満たない者をいう．
　相対的欠格事由には，
①心身の障害により歯科医師の業務を適正に行うことができない者として厚生労働省令で定めるもの（視覚，聴覚，音声機能・言語機能または精神の機能の障害により，必要な認知判断および意思疎通を適切に行えない者）
②麻薬，大麻またはあへんの中毒者
③罰金以上の刑（死刑，懲役，禁錮および罰金）に処せられた者
④前号に該当する者を除くほか，医事に関し犯罪または不正の行為のあった者（診療報酬の不正請求などにより健康保険法上の行政処分を受けた場合など）
がある（第4条）．

6．歯科医師法上の行政処分

　相対的欠格事由に該当した場合または歯科医師としての品位を損する行為があった場合には，厚生労働大臣は以下の行政処分をすることができる（第7条）．
①戒告
②3年以内の歯科医業の停止
③免許の取消し

7．再教育研修

　戒告，歯科医業の停止の行政処分を受けた歯科医師，または免許の取消し後に再免許を受けようとする歯科医師には，厚生労働大臣は歯科医師としての倫理の保持または歯科医師として具有すべき知識および技能に関する「再教育研修」を受けるよう命ずることができる（第7条の2）．再教育研修を修了した旨は，その申請により歯科医籍に登録される．

8. 歯科医師の義務

1) 応招義務

　診療に従事する歯科医師は，診察治療の求めがあった場合には，正当な事由がなければこれを拒んではならない（第19条）と規定しており，これを応招義務という．元来，歯科医師とは診察治療の求めがあった場合に歯科医療を提供するのが役割であり，当然の理念を述べているに過ぎず，罰則規定は存在しない．ここでいう正当な理由とは，歯科医師が病気にかかって診療を行うことが不可能である場合，休日・夜間診療所などによる急患診療が確保されている地域で，休日，夜間など通常の診療時間以外の時間に来院した患者（症状が重篤である等ただちに必要な応急の措置を施さねば，生命，身体に重大な影響が及ぶおそれがある患者を除く）に対して，休日・夜間診療所等で診療を受けるよう指示する場合（昭和49年4月16日医発第412号，厚生省医務局長回答）等，社会通念上妥当と認められる場合に限られ，患者の再三の求めにもかかわらず，単に軽度の疲労の程度をもってこれを拒絶することなどは，応招義務違反となる（昭和30年8月12日医収第755号，厚生省医務課長回答）．また，診療報酬が不払いであってもただちにこれを理由として診療を拒むことはできない（昭和24年9月10日医発第752号，厚生省医務局長通達）．

2) 診断書の交付義務

　診療をした歯科医師は，患者から診断書の交付の求めがあった場合には正当な事由がなければこれを拒んではならない」（第19条）．

3) 無診察治療等の禁止

　歯科医師は，自ら診察しないで治療をし，または診断書・処方せんを交付してはならない（第20条）．診察とは，医療面接・視診・触診・聴診・打診など，直接患者を主観的に診る行為であり，歯科衛生士が行為として行ってもおおむねさしつかえないが，歯科医師が自分で診察を行わないまま検査や治療，処方を行うと，無診察治療となり罰則がある．

4) 処方せんの交付義務

　歯科医師は，患者に対し治療上薬剤を調剤して処方する必要があると認めた場合には，患者またその看護に当たっている者に対して処方せんを交付しなければならない（第21条）．ただし，処方せんの交付を必要としない旨を申し出た場合，次のいずれかに該当する場合においては，その限りでない．
①暗示的効果を期待する場合において，処方せんを交付することがその目的の達成を妨げるおそれがある場合
②処方せんを交付することが診療または疾病の予後について患者に不安を与え，その疾病の治療を困難にするおそれがある場合

③病状の短時間ごとの変化に即応して薬剤を投与する場合

④診断または治療方法の決定していない場合

⑤治療上必要な応急の措置として薬剤を投与する場合

⑥安静を要する患者以外に薬剤の交付を受けることができる者がいない場合

⑦薬剤師が乗り組んでいない船舶内において，薬剤を投与する場合

5) 療養上の指導の義務

歯科医師は，診療をしたときは，本人またはその保護者に対し，療養の方法その他保健の向上に必要な事項の指導をしなければならない（第22条）．療養の方法などの保健指導を行うことは当然診療行為に含まれる内容であり，応招義務と同じく理念の規定であることから罰則はない．

6) 診療録の記載義務・保存義務

歯科医師は，診療をしたときは，遅滞なく診療に関する事項を診療録に記載しなければならない（第23条）．遅滞なくとは，おおむねその日のうちとされている．診療録の記載は歯科医師自ら行うこととなっているが，歯科医師が口述し，それを歯科衛生士や事務職員などが代わりに記入（口述筆記）したものを，歯科医師が内容確認したうえでサインや捺印することも認められている．

病院・診療所に勤務する歯科医師のした診療に関するものは，その病院・診療所の管理者がその他の診療に関するものは，その歯科医師が5年間保存しなければならない（第23条）．

7) 臨床研修の義務・専念義務

診療に従事しようとする歯科医師は，1年以上，歯学部・医学部の大学附属病院（歯科医業を行わないものを除く）または厚生労働大臣の指定する病院・診療所において，臨床研修を受けなければならない（第16条の2）．また，研修歯科医は臨床研修に専念し，その資質の向上を図るように努めなければならない（第16条の3）とされている．臨床研修を修了すると，その申請により，臨床研修を修了した旨を歯科医籍に登録する（第16条の4）．臨床研修の修了は，医療法の病院・診療所の開設・管理の要件にかかわる．

🔗 Link

病院・診療所の開設・管理の要件
p.10

8) 現状届

歯科医師は，厚生労働省令で定める2年ごとの年（西暦で偶数年）の12月31日現在における氏名，住所などの事項を翌年の1月15日までに住所地の都道府県知事を経由して厚生労働大臣に届け出なければならない（第6条）．歯科衛生士や歯科技工士と異なり，この届出義務は歯科医業に従事していない歯科医師にも課せられており，医師・歯科医師・薬剤師統計の集計対象となる．

9) 歯科医師法以外に規定される歯科医師の主な義務

(1) 守秘義務

　歯科医師の守秘義務は，刑法第134条に規定されている．条文には歯科医師とは記載されていないが，医師の表記に包含されると解釈されている．令和4年4月1日から歯科学生が臨床実習で行う歯科医業に関する守秘義務は，歯科医師法に規定される（改正歯科医師法第17条の3）．

(2) 善管注意義務

　診療契約は，民法上，準委任契約（民法第656条）と解釈されている．これは，仕事の完成に対して報酬を支払う契約である請負契約と異なり，医療は結果の不確実性があるため，法律行為と同じく委任者（患者）が受任者（医師・歯科医師）に医療行為を行うことを委任する契約となるためである．準委任契約を結ぶ場合，受任者は善良な管理者の注意をもって業務に当たる義務（善管注意義務）を負う（民法第644条）．善管注意義務には，危険をあらかじめ予見しておかなければならないとする危険予知義務と，その危険を回避するよう努めなければならないとする危険回避義務があるとされている．

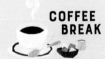

COFFEE BREAK　医師法と歯科医師法

　医師法と歯科医師法は，第二次世界大戦前の旧法も戦後の現行法も同時に制定され，基本的に同じ構成を取ってきました．近年，医師の働き方改革や専門性資格に係る制度変更に伴い，両者の違いが増えてきています．令和5年の医師法改正，令和6年の歯科医師法改正後の目次は以下の通りです．

医師法	歯科医師法
第一章　総則（第1条・第1条の2）	第一章　総則（第1条）
第二章　免許（第2条—第8条）	第二章　免許（第2条—第8条）
第三章　試験（第9条—第16条）	第三章　試験（第9条—第16条）
第四章　研修	
第一節　臨床研修（第16条の2—第16条の8）	第三章の二　臨床研修（第16条の2—第16条の6）
第二節　その他の研修（第16条の9—第16条の11）	
第五章　業務（第17条—第24条の2）	第四章　業務（第17条—第23条の2）
第六章　医師試験委員（第25条—第30条）	第五章　歯科医師試験委員（第24条—第28条）
第七章　雑則（第30条の2・第30条の3）	第五章の二　雑則（第28条の2・第28条の3）
第八章　罰則（第31条—第33条の4）	第六章　罰則（第29条—第31条の4）
附則	附則

　医師法の第1条の2と第四章第二節が上記の違いであり，歯科医師法にない研修についての規定となっています．この他，試験の内容や臨床研修の期間，検案書・出生証明書・死産証書の交付，異状死体の届出義務，処方せんの交付などに違いがあります．

(3) 副作用の報告義務

「医薬品，医療機器等の品質有効性及び安全性の確保等に関する法律」には，薬局開設者，病院，診療所，飼育動物診療施設の開設者と並んで，歯科医師その他の医薬関係者個人も，医薬品，医療機器，再生医療等製品について，当該品目の副作用と疑われる疾病，障害，死亡の発生または当該品目の使用によるものと疑われる感染症の発生に関する事項を知った場合，保健衛生上の危害の発生・拡大を防止するため必要があると認めるときは，その旨を厚生労働大臣に報告しなければならないと規定されている（第68条の10）．その報告窓口は独立行政法人医薬品医療機器総合機構（PMDA）となっている．

9. 歯科医師の氏名の公表

厚生労働大臣は，医療を受ける者その他国民が歯科医師の資格を確認できるよう，また，歯科医療に関する適切な選択に資するよう，歯科医師の氏名，性別，歯科医籍の登録年月日および行政処分に関する事項を公表すると規定されている（第28条の2）．具体的には，厚生労働省が運営するWEBサイト「医師等資格確認検索システム」で上記事項が公表されており，確認することができる．

❺ 歯科衛生士法〔昭和23年　法律第204号〕

1. 歯科衛生士法の成り立ち*

1）歯科衛生士法の制定と歯科予防処置

歯科衛生士法は，第二次世界大戦後の1948（昭和23）年7月に，医療法や医師法，歯科医師法，保健婦助産婦看護婦法（現：保健師助産師看護師法）と同時に制定された．多くの資格がすでにその業務を行う者が民間にいて，それを統制するために法制化されるのに対し，公衆衛生を担う歯科衛生士に相当する職務はわが国になかった．当時の日本は連合軍（GHQ）の占領下にあり，保健医療制度も占領政策の中にあった．第二次世界大戦中から終戦直後のわが国の衛生状態は危機的状況にあり，これに対し1947（昭和22）年9月の保健所法の全面改正を皮切りに，占領政策として衛生行政改革への強力な指導と援助が実施された．この保健所法改正により，保健所業務に歯科（衛生）保健が組み込まれた．ところが，全国の保健所に歯科医師を配置することは不可能であったことから，歯科衛生士という職種を新設することとなった．法制定当初の歯科衛生士の修業年限は1年であった．また，免許権者は都道府県知事であった．

新設された歯科衛生士は，保健所で歯科疾患の予防を行う職種として制度化されたことから，予防業務のみが規定された（**図1-5**）．法制定当初は，歯科衛生士は

女性に限るものではなく，男性でも資格が取れるように「者」と記されていた．

2）歯科診療の補助行為の追加

　歯科衛生士法制定の思惑に反し，保健所への歯科衛生士の配置は想定したようには進展しなかった．歯科衛生士法が制定されてから始まった東京都の歯科衛生士試験は1950（昭和25）年が第1回で，合格者は24名であった．歯科衛生士を養成し，世に出す仕組みが遅れていたことがわかる．一方で保健所側の歯科衛生士の受け入れ体制も整わず，1953（昭和28）年に265名の歯科衛生士が生まれていたが，保健所に勤務したのは30%弱の77名に留まっていた．占領政策で生まれた歯科衛生士は，アメリカで制度化されていた Dental Hygienist とは異なり，また，戦前にわが国で試みられた歯科衛生助手や口腔衛生婦とも異なり，公衆衛生に従事する職種であった．アメリカや戦前の日本のものは，歯科診療所で業務を行う職種であったのである．1953（昭和28）年時点で，歯科診療所や病院という歯科医療現場に勤務している歯科衛生士は74名であった．

　歯科診療の場で，歯科診療の補助業務を行うことができるのは看護婦（現：看護師）のみと，保健婦助産婦看護婦法で定められていた．しかし看護教育における歯科の教育は十分ではなく，加えて看護師の不足が明らかななかで，歯科診療の場に看護婦を充足させることは難しい状況であった．1948（昭和23）年の時点に考えられた上記の施策が十分な成果を上げるのを待たず，歯科衛生士法は見直されることとなり，歯科衛生士が世に出て5年目の1955（昭和30）年に法改正がなされた．政府からの法改正提案説明は，「歯科診療の補助は看護婦でなければ業として行ってならないこととなっており，歯科衛生士は予防のための歯石除去あるいは薬物の塗布を行い，歯科診療の補助はできない．これは現実に非常に不便があり，教育内容からみて歯科衛生士には歯科診療の補助に関して十分その能力を有するので，歯科衛生士法を改正したい」という趣旨であった．この改正により歯科衛生士法第2条に第2項が追加され，「歯科衛生士は，保健婦助産婦看護婦法第31条第1項及び第32条の規定にかかわらず，歯科診療の補助をなすことを業とすることができる」となった．これと類似する条文は，医師法，歯科医師法以外の多くの医療関係職種の法律でみることができる．そもそも保健婦助産婦看護婦法において保健婦と助産婦に対して診療の補助について同様の記載があるが，保健婦助産婦看護婦法以外で最初に記載されたのは歯科衛生士法であった．歯科衛生士を歯科における看護婦と同様の職種としようという趣旨がこの法改定にあり，歯科衛生婦と名称を変え，「者」を「女子」とすることが法案にあったが，名称については歯科衛生士のままとなった（**図1-6**）．

3）修業年限2年へ

　1955（昭和30）年時点では歯科衛生士養成機関は全国で6校しかなかったが，10年後には30校となりその後も増加し1980（昭和55）年には100校を超えた．

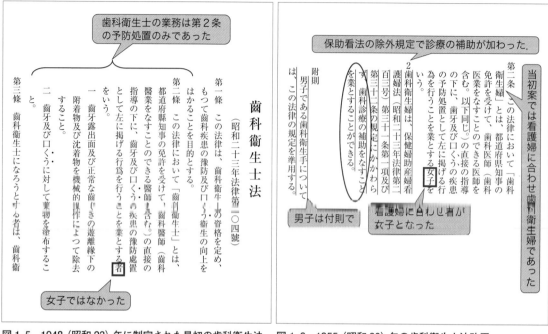

図 1-5　1948（昭和23）年に制定された最初の歯科衛生法　　図 1-6　1955（昭和30）年の歯科衛生士法改正

この年，歯科衛生士養成課程の年限等の検討が厚生省（現：厚生労働省）で始まり，1983（昭和58）年，歯科衛生士学校養成所指定規則が改正され，修業年限が2年以上とされた．

4）歯科保健指導の追加と国家資格へ

歯科衛生士法に規定される業務の見直しが次に行われたのは，1988（昭和63）年であった．この法改正で，歯科保健指導が歯科衛生業務として加えられ，また歯科衛生士の免許が都道府県知事から厚生大臣免許（現：厚生労働大臣免許）に昇格した．歯科衛生士の行う歯科保健指導は，それまでも歯科診療のなかで歯科医師の指示のもとで実施され，さらに公衆歯科衛生の場で集団指導等として行われてきた．これが明文化されたのである．この法改正は1989（平成元）年6月に公布された．歯科衛生士は名称独占として歯科保健指導を行うことができるようになった．

5）修業年限3年へ

平成に入り，高齢者の福祉・医療が国家的な問題となり，歯科保健医療もその対応を迫られることとなった．歯科衛生士の業務も，在宅歯科医療の場での歯科診療の補助や歯科保健指導についてその資質の向上等が求められることとなった．2004（平成16）年に歯科衛生士学校養成所指定規則が改正され，他のほとんどの医療職種と同じく修業年限が3年以上とされた．3年制移行への5年間の猶予期間を定め，2010（平成22）年度から完全実施となった．この間，歯科衛生士の4年制養成課程すなわち大学が生まれ，大学院も設置されるようになり，現在に至って

いる.

（＊石井拓男：歯科衛生士法の成り立ち. 最新歯科衛生士教本 歯科衛生士と法律・制度, 医歯薬出版, 2022, 3-6 より引用改変）

2.　歯科衛生士法の目的

通常，各法律の第 1 条にはその法律制定の目的が記載される.
（歯科衛生士法）

第 1 条
この法律は，歯科衛生士の資格を定め，もって歯科疾患の予防及び口くう衛生の向上を図ることを目的とする.

　歯科衛生士法第 1 条では，法律制定の目的として，歯科疾患の予防と口腔衛生の向上を図ることを目的として, 歯科衛生士資格制度を設けることを規定している.
　前項の「歯科衛生士法の成り立ち」で述べられているように，歯科衛生士の資格制度は，第二次大戦後のわが国の保健医療制度を再構築するなかで，保健所等において歯科疾患の予防処置を行い，口腔衛生の向上を図ることをその中核業務として新たに導入されたものであり，保健師助産師看護師法などの他の保健医療関係職種の規定（「医療及び公衆衛生の向上を目的」など）より，明確に疾病予防を前面に打ち出しているのは当然のことといえよう.

3.　歯科衛生士の定義と業務

　第 2 条では歯科衛生士の定義とその業務が規定されている.

（歯科衛生士法）

第 2 条
この法律において「歯科衛生士」とは，厚生労働大臣の免許を受けて，歯科医師（歯科医業をなすことのできる医師を含む. 以下同じ.）の指導の下に，歯牙及び口腔の疾患の予防処置として次に掲げる行為を行うことを業とする者をいう.
一　歯牙露出面及び正常な歯茎の遊離縁下の付着物及び沈着物を機械的操作によって除去すること.
二　歯牙及び口腔に対して薬物を塗布すること.
2　（略）
3　（略）

1) 歯科衛生士とは厚生労働大臣免許を受けた者

歯科衛生士であるためには厚生労働大臣の免許を受ける必要がある（免許要件などについては後述）．また，歯科衛生士の定義として「・・・を行うことを業とする者をいう．」とされているが，ここでいう**「業」**とは，反復継続の意思をもって（結果として当該行為が繰り返されたかは問題ではない），当該行為を行うことを指し，いわゆる生業として，対価としての金品などを受け取るかどうかは関係しない．

また，同項では「・・業とする"者"をいう．」と規定しているが，これは2014（平成26）年6月に成立した「地域における医療及び介護の総合的な確保を推進するための関係法律の整備等に関する法律」（以下，この章で「医療介護総合確保推進法」という.）に基づき，2015（平成27）年4月から"女子"から"者"に改正されたものである．ただし，"女子"と規定されていたときにも，附則で「第2条に規定する業務を行う男子については，この法律の規定を準用する．」とされており，従前から男性でも歯科衛生士免許を受けることは可能であった．現に看護師などとくらべて圧倒的に少数ではあるものの，男性の歯科衛生士免許取得者は存在している．

2) 歯科衛生士の業務「歯科予防処置」

(1)「歯科予防処置」の内容

歯科衛生士の業務として，第2条第1項では，いわゆる**歯科予防処置**を規定している．その具体的内容として同項第一号では，スケーラーなどの器具・機械を使用した歯石などの付着物・沈着物の除去を，第二号ではう蝕予防を目的としたフッ化物歯面塗布に代表されるような歯・口腔に対する薬物塗布を規定している（フッ化物歯面塗布に限定している訳ではないことに留意）．

ここで規定されている歯科予防処置は，あくまでも歯科的な健常者に対する一次予防としての行為を規定したものであり，同じように歯の露出面の歯石除去を行ったとしても，歯科医師が診察・検査（・診断）を行い，歯科疾患の治療の一環として歯科衛生士に指示して行った場合は，次で述べる「歯科診療の補助」に該当する行為となる．

また，これらの行為は歯科医師法第17条で歯科医師の業務独占行為として規定されている「歯科医業」の範疇に含まれるものであり，**「歯科医師の指導」**のもとで行われることにより，歯科衛生士が行うことが可能となるものである．

なお，従前は「歯科医師の"直接の"指導の下に」と規定されていたが，医療介護総合確保推進法に基づき，2015（平成27）年4月から"直接の"が削除された．これは，①常に歯科医師が立ち合うことを要件とすると，歯科医師の確保が困難な地域で保健所や市町村保健センターが行うフッ化物歯面塗布事業の実施が困難になるなどの支障が生じていること，②歯科衛生士の養成が3年以上に引き上げられ，資質向上が図られていることなどの理由から改正されたものである．これにより，歯科衛生士が歯科予防処置を実施する際には，引き続き，歯科医師の指導の下に実

施する必要はあるが，その指導の形態として，歯科医師の判断により，常時歯科医師が立ち合うことまでを必要要件としないこととされた.

(2) 歯科予防処置業務の独占

　歯科衛生士法第2条第1項に規定される歯科予防処置は，同法第13条に規定されているとおり，歯科医師が直接行う場合を除き，歯科衛生士以外の者が行ってはならない（**業務独占**）とされ，同法第14条ではこれに違反した場合の罰則も設けられている.

（歯科衛生士法）

【歯科予防処置業務の独占】
第13条
　歯科衛生士でなければ，第2条第1項に規定する業をしてはならない. 但し，歯科医師法（昭和23年法律第202号）の規定に基いてなす場合は，この限りでない.
【罰則】
第14条　次の各号のいずれかに該当する者は，1年以下の懲役若しくは50万円以下の罰金に処し，又はこれを併科する.
　一　第13条の規定に違反した者
　　（以下，略）

3) 歯科衛生士の業務「歯科診療の補助」

　現在，就業歯科衛生士の9割以上が診療所または病院に勤務しており，これら医療機関で行われる**歯科診療の補助**業務が歯科衛生士業務の中核を占めている. しかし，歯科診療の補助（法第2条第2項）が歯科衛生士の業務として追加されたのは1955（昭和30）年の歯科衛生士法改正によってである.

（歯科衛生士法）

第2条　（略）
　2　歯科衛生士は，保健師助産師看護師法（昭和23年法律第203号）第31条第1項及び第32条の規定にかかわらず，歯科診療の補助をなすことを業とすることができる.
　3　（略）

(1) 看護師・准看護師の「診療の補助」と歯科衛生士の「歯科診療の補助」

　歯科衛生士法の制定と同じ1948（昭和23）年に医師法，歯科医師法，保健婦助産婦看護婦法（現：保健師助産師看護師法，以下，「保助看法」と略す）が制定さ

れている．その際，保助看法では，「診療の補助」は看護婦（現：看護師）および准看護婦（現：准看護師）でなければ行ってはならない業務独占行為として規定され，歯科診療における補助もこれに含まれるとされた．つまり，歯科診療の補助についても，看護師・准看護師の業務独占行為として規定されていたのである．

（参考：保健師助産師看護師法　抜粋）

【看護師・准看護師の業務規定】

第5条　この法律において「看護師」とは，厚生労働大臣の免許を受けて，傷病者若しくはじょく婦に対する療養上の世話又は診療の補助を行うことを業とする者をいう．

第6条　この法律において「准看護師」とは，都道府県知事の免許を受けて，医師，歯科医師又は看護師の指示を受けて，前条に規定することを行うことを業とする者をいう．

【看護師・准看護師の業務独占規定】

第31条　看護師でない者は，第5条に規定する業をしてはならない．ただし，医師法 又は歯科医師法（昭和23年法律第202号）の規定に基づいて行う場合は，この限りでない．

　2　保健師及び助産師は，前項の規定にかかわらず，第5条に規定する業を行うことができる．

第32条　准看護師でない者は，第6条に規定する業をしてはならない．ただし，医師法 又は歯科医師法 の規定に基づいて行う場合は，この限りでない．

【罰則】

第43条　次の各号のいずれかに該当する者は，2年以下の懲役若しくは50万円以下の罰金に処し，又はこれを併科する．

一　第29条から第32条までの規定に違反した者

　しかし，歯科衛生士法が当初想定していた保健所など公衆衛生の現場への歯科衛生士の配置はなかなか進まず，歯科衛生士養成教育課程のなかで，歯科診療の補助を行うに足りる知識・技術の教育が行われていたこともあって，新卒者の大半が歯科診療所に就職するようになっていた．こうした法制度と現場の乖離が問題となり，1955（昭和30）年に，保助看法の規定にかかわらず，「歯科診療の補助」に限り，歯科衛生士も業として行うことができるとの改正が行われた．

　なお，こうした立法経緯から，歯科診療の補助の業務独占に違反した場合の罰則規定は歯科衛生士法には設けられておらず，保助看法第31条および第32条の規定違反として，同法第43条の罰則が適用されることになる．

（2）歯科診療の補助と歯科医行為

　歯科衛生士法では歯科診療補助の範囲について具体的な規定はしていない．ただ

し，歯科衛生士が歯科診療の補助を行う際の制限に関する条項として法第13条の2の規定がある．同条項では，

（歯科衛生士法）

第13条の2 歯科衛生士は，歯科診療の補助をなすに当つては，主治の歯科医師の指示があった場合を除くほか，診療機械を使用し，医薬品を授与し，又は医薬品について指示をなし，その他歯科医師が行うのでなければ衛生上危害を生ずるおそれのある行為をしてはならない．ただし，臨時応急の手当をすることは，さしつかえない．

と規定している．この条項は一般に「**歯科医行為の禁止規定**」として理解されているが，歯科診療の補助について，一定の限度（社会通念上歯科医師が行うことが要求され，歯科医師が直接行うのでなければ衛生上危害を生ずるおそれがある行為（＝絶対的歯科医行為）は除外される）はあるものの，**主治の歯科医師の指示**があれば，診療器械の使用，医薬品の授与・指示を行うことまで診療の補助の範囲として想定しているともいえる．また，この規定は保助看法の第37条と全く同趣の規定となっており，歯科診療の補助に関しては歯科衛生士と看護師・准看護師が法的に同等であることを示している．

（参考：保健師助産師看護師法 抜粋）

第37条 保健師，助産師，看護師又は准看護師は，主治の医師又は歯科医師の指示があった場合を除くほか，診療機械を使用し，医薬品を授与し，医薬品について指示をしその他医師又は歯科医師が行うのでなければ衛生上危害を生ずるおそ

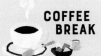

COFFEE BREAK　歯科診療補助と業務独占の除外規定

　本文に記載したように歯科衛生士の行う歯科診療補助については「保助看法第31条第1項及び第32条の規定（＝看護師，准看護師の業務独占規定）にかかわらず」と看護師・准看護師の業務独占（罰則つき）を一部解除する形となっています．つまり，看護師・准看護師の行う「診療の補助」の中には医師の指示で行う医行為の補助だけではなく，歯科医師の指示で行う歯科医行為の補

助も含まれます．ただし歯科医師の指示のもと，歯科衛生士が歯科医行為の補助（＝歯科診療補助）を行う場合は保助看法の業務独占規定を適用しないということとなります．法令上，歯科医師が看護師に対して，歯科診療の補助を指示することは可能ですが，当然，指示を受ける看護師の知識・技術・経験などと見合った内容の補助行為でなければならないことに留意する必要があります．

（3）歯科診療の補助の範囲

　法定された医療関係資格のなかで，その業務として規定された診療補助行為について具体的な内容が規定されていないのは看護師・准看護師と歯科衛生士のみである．たとえば，言語聴覚士法では，言語聴覚士の行いうる診療補助行為として，「保健師助産師看護師法（昭和 23 年法律第 203 号）第 31 条第 1 項及び第 32 条の規定にかかわらず，診療の補助として，医師又は歯科医師の指示の下に，嚥下訓練，人工内耳の調整その他厚生労働省令で定める行為」と規定し，同法施行規則でその他の行為について，機器を用いる聴力検査，音声・言語機能にかかる検査および訓練などを列挙し，その具体的範囲を規定している．

　一方，診療補助のおおもととなる医行為・歯科医行為についても，医師法および歯科医師法では，「（歯科）医師でなければ（歯科）医業をなしてはならない」とされているものの，その内容については，他の条項から診察，治療，診断書・処方せんの交付などがそのなかに含まれると類推されるだけで，その具体的範囲は規定されていない．これは医学，歯科医学の水準や医療提供の態様が時々刻々と進歩・変

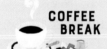

COFFEE BREAK　補助業務と医業と歯科医業

　「診療の補助（保助看法第 5 条）」という業務は，保健師助産師看護師法に，看護師の業務独占（保助看法第 31 条）として明記されている行為です．看護師の行う診療の補助は，「主治の医師又は歯科医師の指示があった場合を除くほか，診療機械を使用し，医薬品を授与し，医薬品について指示をしその他医師又は歯科医師が行うのでなければ衛生上危害を生ずるおそれのある行為をしてはならない」，とされています．つまり医師・歯科医師の指示のもとで，診療機械の使用や医薬品の授与というような医行為・歯科医行為を行うことを診療の補助というのです．これは，看護師の独自医行為・独自歯科医行為を禁止したものです．医師法と歯科医師法ともに第 17 条に業務独占が定められており，医業，歯科医業，はそれぞれ医師，歯科医師でなければなしてはならないとされています．看護師が，医師・歯科医師の指示なく診療の補助行為を行うと，医師法・歯科医師法違反となります．一方，医師・歯科医師の指示のもとで行われる診療補助行為は，相対的医行為・相対的歯科医行為という概念（p.29 参照）で整理されていますが，医師等が指示するに当たっては，看護師の知識・技能・経験等を考慮する必要があります．2014（平成 24）年に保健師助産師看護師法が改正され，特定行為については，医師の判断・指示を待たず，手順書に従って自らの判断で一定の診療の補助を行うことのできる看護師が生まれました．

化するものであり，明確な規定を設けることが合理的でないからである．したがって，歯科衛生士，看護師・准看護師の行う歯科診療の補助の範囲も，こうした歯科医行為と密接・不可分なものとして捉えられており，歯科医学水準の進歩などに伴って常に変化していくものである．

（4）絶対的歯科医行為と相対的歯科医行為

前述したように，歯科衛生士の行いうる歯科診療の補助の範囲については，明確な法律上の規定はなく，実際には個別の事例について司法の場で判断されたものが，判例として積み重ねられるか，医療職種の資格法を所管する厚生労働省が通知などの形で行政解釈を示したものを参考とするしかない．

後者の行政解釈として歯科診療の補助の範囲を示したものとしては，鳥取県厚生部長からの疑義照会に対する厚生省医務局歯科衛生課長（現：厚生労働省医政局歯科保健課長）の回答（1966（昭和41）年8月15日付け歯第23号）がある．ここでは，貼薬（仮封），仮封材除去，裏装剤の貼布，マトリックスの装着・除去，充填材の填塞，充填物の研磨，矯正装置の除去を歯科診療補助の範囲としている一方，主訴を聴取しカルテに記入すること（ただし歯科医師の口述筆記にとどまる場合は可）およびインレー，冠の装着は認められないとしている．ただし，それまで司法の場では診療補助の範囲とする判決が出されてきた看護師の静脈注射について，2002（平成14）年になってようやく厚生労働省が認める通知を出したように，司法，行政，医療現場の三者には乖離があるのが実態であり，いずれも絶対的な基準とはなりえないことに留意する必要がある．

近年の在宅医療の進展などを受け，訪問看護などにおける診療補助行為の取扱いなどが改めて課題として認識され，こうしたなかで，医療行為を**絶対的（歯科）医行為**と**相対的（歯科）医行為**に区分しようとする考え方が提唱されている．医師・歯科医師が常に自ら行わなければならないほど高度に危険な行為を絶対的（歯科）医行為とし，それ以外の行為を相対的（歯科）医行為として区分し，相対的（歯科）医行為を医師・歯科医師以外の医療従事者に行わせるか否かは，その行為の危険度，患者の状態，医療従事者の能力などを勘案した医師・歯科医師の判断によるとするものである．

しかし，こうした考え方に立っても絶対的歯科医行為の範囲は，結局，その時々の医学・歯科医学水準などによって変化するものということに変わりはない．また，相対的歯科医行為についても，主治の歯科医師には適切な判断に基づいた指示が求められることになるが，指示を受けた歯科衛生士の側にも，チーム医療にかかわる専門職として，患者の安全・利益を第一優先に適切な判断・行動を行えることが重要となっている．

（5）歯科診療の補助と診療放射線の照射

診療放射線技師は，医師または歯科医師の指示の下にエックス線撮影をはじめと

＊絶対的医（歯科医）行為・相対的医（歯科医）行為

1990年ころから広がった概念と用語で，医事法学，医事紛争関係の成書に記載されるようになりました．診断や手術といった医行為は看護師や歯科衛生士等の診療の補助を法的に認められている職種の知識と技能を超えており，医師・歯科医師が行わなければ衛生上の危害を生ずる虞のある行為を絶対的医（歯科医）行為といいます．歯科医師の指示で窩洞形成，抜髄を歯科衛生士が行った事例で，これは絶対的歯科医行為であるとして有罪となった裁判例があります．相対的医（歯科）行為とは，医（歯科医）行為から絶対的医（歯科医）行為を除いた行為です．

した放射線を人体に対して照射（ただし，照射機器または放射性同位元素を人体内にそう入して行うものを除く）することを業とする医療資格である．

診療放射線技師法では第24条で「医師，歯科医師又は診療放射線技師でなければ，第2条第2項に規定する業をしてはならない」と規定し，いわゆる**診療放射線の照射**を医師，歯科医師，診療放射線技師に限定した業務独占としている．

このため，エックス線撮影に当たって，歯科衛生士（看護師・准看護師も同様）が患者の誘導，フィルム固定の指導，現像などを行うことは問題ないが，エックス線の照射（照射ボタンを押す行為）を業として行うと診療放射線技師法違反に問われることとなる．

4）歯科衛生士の業務「歯科保健指導」

(1) 保健師の「保健指導」と歯科衛生士の「歯科保健指導」

もともと，保健指導については，保助看法第2条で「この法律において「保健師」とは，厚生労働大臣の免許を受けて，保健師の名称を用いて，保健指導に従事することを業とする者をいう．」と規定され，保健師の業務とされていた．

（歯科衛生士法）

第2条　（略）

　2　（略）

　3　歯科衛生士は，前2項に規定する業務のほか，歯科衛生士の名称を用いて，歯科保健指導をなすことを業とすることができる．

【名称の使用制限】

第13条の7　歯科衛生士でない者は，歯科衛生士又はこれに紛らわしい名称を使用してはならない．

【罰則】

第20条　次の各号のいずれかに該当する者は，30万円以下の罰金に処する．

　一　（略）

　二　第13条の7の規定に違反した者

この規定を歯科衛生士に準用する形で，1989（平成元）年の法改正によって歯科衛生士の3番目の業務として**歯科保健指導**の業務が追加された．

元来，保健所などの公衆衛生部門で歯科予防処置に従事する職種としてスタートした歯科衛生士は，当然，その業務の一環として歯科疾患の予防のための相談指導を行うことが想定されていたし，実施もされていた．

その後，歯科衛生士業務における歯科保健指導の重要性の増大などを受け，1982（昭和57）年に「歯科衛生士学校養成所指定規則」が改正され，修業年限が1年以上から2年以上へと延長され，専門科目として「保健指導」120時間が追加された．これによって，歯科衛生士にも保健師同様，歯科保健指導を行う能力が担保される

とともに，その業務を明確に法的に位置づけることにより，国民に対する歯科保健指導サービスの一層の充実を図ることを目的に法改正に至ったものである．

（2）歯科保健指導と名称独占

歯科保健指導には，個人および家庭，学校，職場などの集団を対象とした歯・口腔の健康の保持・増進や歯科疾患の予防のための指導・助言・教育から，主治の歯科医師の指示・指導に基づく個々の患者の療養上の指導まで，多岐にわたる内容が含まれている．

個人や集団に対し，相談に乗り，それぞれの立場から助言などを行うことは一般に広く行われていることであり，そのため，相談・指導そのものを業務独占としている資格法は国内には存在しない．一方，歯科衛生士の歯科保健指導業務をはじめ，保健師による保健指導，社会福祉士による相談・援助など，それぞれの業務そのものは資格がなくても行うことができるが，資格取得者以外の者にその資格の呼称の利用を法令で禁止しているものがあり，これを**名称独占**という．資格に基づく高い専門知識・技術に裏打ちされた業務として，他の者が行う業務との差別化を図り，サービスの受け手側に誤認を与えないようにしようとするものである．ちなみに，医師，歯科医師をはじめ，業務独占資格では名称使用制限の規定も併せて設けるの

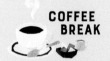

COFFEE BREAK 家族介護等の無資格者の医療行為について

国家資格のある医師・歯科医師や看護師・歯科衛生士は，法律で業務独占が定められており，無資格者がそれを行うと犯罪となります．医学的な知識と技能のないまま，人体にそのような行為を行うとその人に危害を及ぼす可能性が高いからです．ただ，人体に対する具体的な行為のうち，どこまでが業務独占とされる医行為であるかは個々の行為について判断しなくてはなりません．

疾患の変化や，国民の医療についての知識の変化，さらに医学・医療機器の進歩は著しいものがあります．その一方で，要介護高齢者が増加し，家族や非医療従事者が対応せざるをえない状況が増えてきました．このため，厚生労働省は平成17年に医政局長通知を出し，医療機関以外の高齢者介護・障害者介護の現場等において判断に疑義が生じることの多い行為であって原則として医行為

ではないと考えられるものを示しました．代表的なものは，自動血圧測定器により血圧を測定することで，また，医師等からの指導の下で皮膚への湿布の貼付，点眼薬の点眼，坐薬挿入または鼻腔粘膜への薬剤噴霧を介助することをあげています．

上記の通知の中で，重度の歯周病等がない場合の日常的な口腔内の刷掃・清拭において，歯ブラシや綿棒または巻き綿子などを用いて，歯，口腔粘膜，舌に付着している汚れを取除き，清潔にすることは，歯科医師法・保助看法の業務独占に触れないとされました．

この通知では，今回の整理はあくまでも医師法，歯科医師法，保健師助産師看護師法等の解釈に関するものであり，事故が起きた場合の刑法，民法等の法律の規定による刑事上・民事上の責任は別途判断されるべきものである，としています．

が通常であり，歯科衛生士法第13条の7の規定（およびこれに基づく第20条の罰則）は，第2条第3項の歯科保健指導のみに係るものではなく，同2条第1項，第2項を含む歯科衛生士業務全体に対するものである.

通常，歯科医療機関で受診患者に対し，歯科衛生士が行っている指導（療養上の指導）は，歯科衛生士法第2条第3項に基づく業務というよりは，歯科診療行為の一環としての療養上の指導を主治の歯科医師の指示下に同条第2項の歯科診療補助業務として行っていると解釈するのが適当である. したがって，療養指導自体は看護師・准看護師も診療補助として行うことは法的に可能であるが，その者が歯科衛生士と詐称したり，恣意的に誤認させた場合には歯科衛生士法第13条の7違反となる.

4. 免許・歯科衛生士名簿，登録・免許証の交付及び届出

歯科衛生士となるためには，歯科衛生士国家試験に合格したうえで，厚生労働大臣から歯科衛生士免許を受けなければならない（歯科衛生士法第3条）. この際，歯科衛生士国家試験に合格することは免許を受けるための前提条件に過ぎず，歯科衛生士となるための最終的な必要条件は厚生労働大臣の免許を受けることである. 免許は国家試験に合格した者の申請に基づき，**歯科衛生士名簿**に登録されることによって完了し（同法第6条），歯科衛生士免許証は単に歯科衛生士名簿に登録されていることを証明するものである.

（歯科衛生士法）

第3条 歯科衛生士になろうとする者は，歯科衛生士国家試験（以下「試験」という.）に合格し，厚生労働大臣の歯科衛生士免許（以下「免許」という.）を受けなければならない.

第5条 厚生労働省に歯科衛生士名簿を備え，免許に関する事項を登録する.

第6条 免許は，試験に合格した者の申請により，歯科衛生士名簿に登録することによって行う.

2 厚生労働大臣は，免許を与えたときは，歯科衛生士免許証（以下「免許証」という.）を交付する.

3 （略）

歯科衛生士法第6条第2項に「厚生労働大臣は，免許を与えたときは，歯科衛生士免許証を交付する」となっているが，同法第8条の6第1項の規定により指定登録機関が登録事務を行う場合は，厚生労働大臣が免許を与えたときは，指定登録機関は歯科衛生士免許証明書を交付するとされている. 1991（平成3）年7月に歯科医療研修振興財団(現**一般財団法人歯科医療振興財団**)が**指定登録機関**となっ

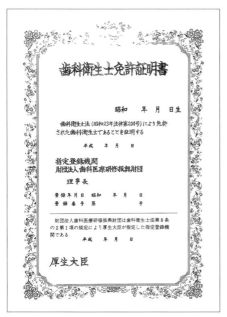

図1-7 歯科衛生士免許証明書（見本）

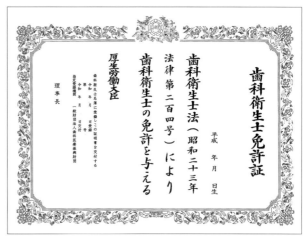

図1-8 歯科衛生士免許証（見本）

たときから，「歯科衛生士免許証明書」（**図 1-7**）が交付されていた．しかし，法律はそのままであるが，歯科衛生士免許証を交付してもよいという，解釈通知が出され，1999（平成 11）年 4 月から「歯科衛生士免許証」（**図 1-8**）が交付されている．

　免許・登録に関して，歯科衛生士法第 8 条の 6 第 2 項を受ける形で同法施行令第 1 条では登録などに係る手数料が，また同法第 9 条を受ける形で免許の申請，歯科衛生士名簿の登録事項などに関する具体的内容が歯科衛生士法施行規則に定められている．

（歯科衛生士法）

【免許に関する事項の登録等の手数料の政令（施行令）への委任】

第 8 条の 6　（略）

　2　指定登録機関が登録事務を行う場合において，歯科衛生士の登録又は免許証若しくは歯科衛生士免許証明書（以下「免許証明書」という．）の書換え交付若しくは再交付を受けようとする者は実費を勘案して政令で定める額の手数料を指定登録機関に納付しなければならない．

　3　（略）

【免許申請等に関する事項の省令（施行規則）への委任】

第 9 条　この法律に規定するもののほか，免許の申請，歯科衛生士名簿の登録，訂正及び抹消，免許証又は免許証明書の交付，書換え交付，再交付，返納及び提出，住所の届出，指定登録機関及びその行う登録事務並びに登録事務の引継ぎに関する事項は，厚生労働省令で定める．

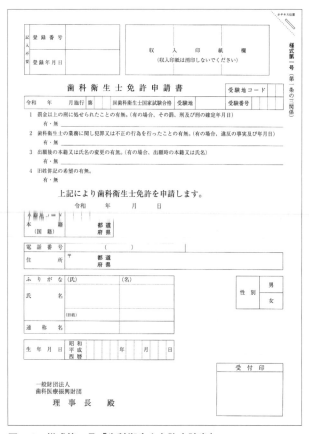

図1-9　様式第一号「歯科衛生士免許申請書」

（歯科衛生士法施行令）

【免許に関する事項の登録等の手数料】

第1条　歯科衛生士法（以下「法」という．）第8条の6第2項の政令で定める手
　数料の額は，次の各号に掲げる者の区分に応じ，それぞれ当該各号に定める額と
　する．

　一　歯科衛生士の登録を受けようとする者　　　　　　4,750円

　二　歯科衛生士免許証又は歯科衛生士免許証明書（次号において「免許証等」と
　　いう．）の書換え交付を受けようとする者　　　　　2,850円

　三　免許証等の再交付を受けようとする者　　　　　　3,100円

1）免許の申請

　免許の申請は，**図1-9**に示す様式第一号の申請書に必要事項を記入したうえで，
歯科衛生士国家試験の合格証書の写しまたは合格証明書（様式一号の申請書に試験
の施行年月，受験地および受験番号を記載すれば不要），戸籍謄本（抄本）または

住民票の写し（日本の国籍を有しない者は，外国人登録原票の写しまたは外国人登録原票の記載事項証明書），所定の様式に基づいた医師の診断書を添えて，厚生労働大臣に提出することとなっている．なお，先に述べたように現在，登録事務は指定登録機関が行っているため，実際の申請先は指定登録機関（一般財団法人歯科医療振興財団）となる．

　なお，一般財団法人歯科医療振興財団に問い合わせ・請求することで，以下本章で述べるような各種申請に必要な書類および手続きの方法を記載した用紙が入手できる．

（歯科衛生士法施行規則）

【免許の申請】

第1条の3　免許を受けようとする者は，様式第一号による申請書を厚生労働大臣に提出しなければならない．

　2　前項の申請書には，次に掲げる書類を添えなければならない．

　一　歯科衛生士国家試験（以下「試験」という）の合格証書の写し又は合格証明書

　二　戸籍の謄本若しくは抄本又は住民票の写し（住民基本台帳法（昭和42年法律第81号）第7条第五号に掲げる事項（中略）を記載したものに限る．第6条第2項において同じ．）（出入国管理及び難民認定法第19条の3各号に掲げる者については，旅券その他の身分を証する書類の写し．第6条第2項において同じ．）

　三　視覚，聴覚，音声機能若しくは言語機能若しくは精神の機能の障害又は麻薬，大麻若しくはあへんの中毒者であるかないかに関する医師の診断書

　3　第1項の申請書に合格した試験の施行年月，受験地及び受験番号を記載した場合には，前項第一号の書類の添付を省略することができる．

2）歯科衛生士名簿の登録事項

　申請に基づき，歯科衛生士名簿には登録番号，登録年月日，本籍地都道府県名（日本の国籍を有しない者は，その国籍），氏名，生年月日，歯科衛生士国家試験合格年月をはじめ，以下に示される事項が登録される．

（歯科衛生士法施行規則）

【名簿の登録事項】

第2条　歯科衛生士名簿（以下「名簿」という）には，次に掲げる事項を登録する．

　一　登録番号及び登録年月日

　二　本籍地都道府県名（日本の国籍を有しない者については，その国籍），氏名及び生年月日

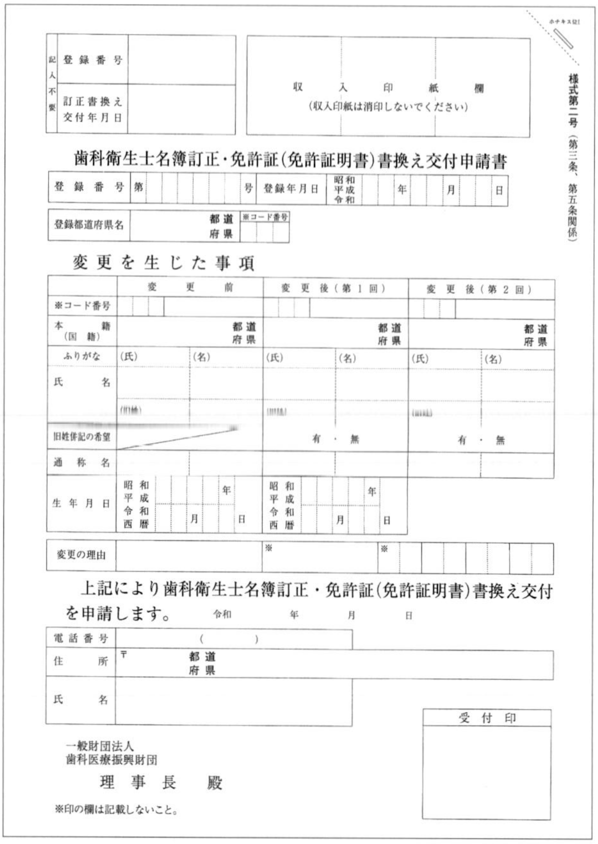

記入不要	登録番号	
	訂正書換え交付年月日	

収入印紙欄
（収入印紙は消印しないでください）

ホチキス留め

様式第二号（第三条、第五条関係）

歯科衛生士名簿訂正・免許証（免許証明書）書換え交付申請書

登録番号	第　号	登録年月日	昭和 平成 令和　年　月　日

登録都道府県名	都道府県	※コード番号

変更を生じた事項

	変更前	変更後（第1回）	変更後（第2回）
※コード番号			
本籍（国籍）	都道府県	都道府県	都道府県
ふりがな	（氏）（名）	（氏）（名）	（氏）（名）
氏名	（旧姓）	（旧姓）	（旧姓）
旧姓併記の希望		有・無	有・無
通称名			
生年月日	昭和 平成 令和 西暦　年　月　日	昭和 平成 令和 西暦　年　月　日	

変更の理由		※	※

上記により歯科衛生士名簿訂正・免許証（免許証明書）書換え交付を申請します。　令和　年　月　日

電話番号	（　　）
住所	〒　都道府県
氏名	

受付印

一般財団法人
歯科医療振興財団
理事長　殿

※印の欄は記載しないこと。

図 1-10　様式第二号「歯科衛生士名簿訂正・免許証（免許証明書）書換え交付申請書」

三　試験合格の年月

四　免許の取消し又は業務の停止の処分に関する事項

五　再免許の場合には，その旨

六　歯科衛生士免許証（以下「免許証」という）若しくは歯科衛生士免許証明書（以下「免許証明書」という）を書換え交付し，又は再交付した場合には，その旨並びにその理由及び年月日

七　登録の抹消をした場合には，その旨並びにその理由及び年月日

3）名簿の訂正・免許証（免許証明書）の書換え交付申請

本籍地を他都道府県に移転した場合，婚姻，養子縁組などで姓が変わった場合など，本籍地都道府県名（日本の国籍を有しない者については，その国籍），氏名および生年月日に変更があった場合には，様式第二号（**図 1-10**）に必要事項を記入し，戸籍の謄本または抄本を添えて30日以内に申請する必要がある．万一，申請期限が過ぎてしまった場合は遅延理由書を添付する必要がある．

また，免許証（免許証明書）の記載事項に変更があり，免許証（免許証明書）の書換え交付を希望する場合には，上記に加えて，現在の免許証（免許証明書）を添付して申請することで，書換え交付を受けることができる．

（歯科衛生士法施行規則）

【名簿の訂正】

第3条 歯科衛生士は，前条第二号の登録事項に変更を生じたときは，30日以内に，名簿の訂正を申請しなければならない．

2 前項の申請をするには，様式第二号による申請書に戸籍の謄本又は抄本（中長期在留者及び特別永住者については住民票の写し（住民基本台帳法第30条の45に規定する国籍等を記載したものに限る．第5条第2項において同じ．）及び前項の申請の事由を証する書類とし，出入国管理及び難民認定法第19条の3各号に掲げる者については旅券その他の身分を証する書類の写し及び前項の申請の事由を証する書類とする．）を添え，これを厚生労働大臣に提出しなければならない．

【免許証の書換え交付申請】

第5条 歯科衛生士は，免許証又は免許証明書の記載事項に変更を生じたときは，免許証の書換え交付を申請することができる．

2 前項の申請をするには，様式第二号による申請書に免許証又は免許証明書及び戸籍の謄本又は抄本（中長期在留者及び特別永住者については住民票の写し及び同項の申請の事由を証する書類とし，出入国管理及び難民認定法第19条の3各号に掲げる者については旅券その他の身分を証する書類の写し及び同項の申請の事由を証する書類とする．）を添え，これを厚生労働大臣に提出しなければならない．

4）登録の抹消申請

将来にわたって歯科衛生士免許が不要であると考えた場合など，様式第三号（**図1-11**）の申請書に必要事項を記入し申請することにより登録の抹消を受けることができる．また，歯科衛生士が死亡または失踪の宣告を受けた場合には，同居の親族やその他の同居者など，戸籍法上の届出義務者が，申請書に戸籍謄本（抄本），死亡診断書，失踪宣告書などの死亡・失踪を証明する書類を添えて，30日以内に登録の抹消申請をしなければならないこととされている．なお，登録の抹消を受ける際には免許証または免許証明書も返納する必要がある．

（歯科衛生士法施行規則）

【登録の抹消】

第4条 名簿の登録の抹消を申請するには，様式第三号による申請書を厚生労働

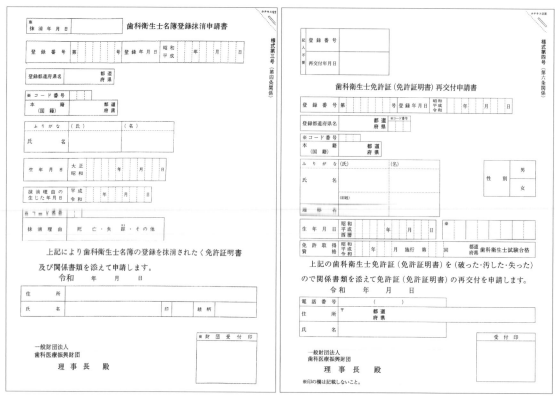

図1-11　様式第三号「歯科衛生士名簿登録抹消申請書」　　　図1-12　様式第四号「歯科衛生士免許証（免許証明書）再交付申請書」

大臣に提出しなければならない.

2　歯科衛生士が死亡し，又は失踪の宣告を受けたときは，戸籍法（昭和22年法律第224号）による死亡又は失踪の届出義務者は，30日以内に，名簿の登録の抹消を申請しなければならない.

3　前項の規定による名簿の登録の抹消を申請するには，申請書に，当該歯科衛生士が死亡し，又は失踪の宣告を受けたことを証する書類を添えなければならない.

【免許証又は免許証明書の返納】

第7条　歯科衛生士は，名簿の登録の抹消を申請するときは，免許証又は免許証明書を厚生労働大臣に返納しなければならない. 第4条第2項の規定により名簿の登録の抹消を申請する者についても，同様とする.

2　（略）

5）免許証の再交付申請

免許証（免許証明書）を紛失したり，汚損してしまった場合には，様式第四号（**図1-12**）の申請書に必要事項を記入し，戸籍謄本（抄本）または住民票の写しを添

38

えて申請することで再交付が受けられる．なお，免許証（免許証明書）の汚損により再交付を申請する場合にはその免許証（免許証明書）を添付しなければならない．また，紛失により再交付を受けた後に，紛失した免許証（免許証明書）を発見した場合は5日以内に古い方の免許証（免許証明書）を返納しなければならない．

（歯科衛生士法施行規則）

【免許証の再交付申請】
第6条　歯科衛生士は，免許証又は免許証明書を破り，汚し，又は失ったときは，免許証の再交付を申請することができる．

　2　前項の申請をするには，様式第四号による申請書に戸籍の謄本若しくは抄本又は住民票の写しを添えて厚生労働大臣に提出しなければならない．

　3　第1項の申請をする場合には，手数料として3,100円を国に納めなければならない．

　4　免許証又は免許証明書を破り，又は汚した歯科衛生士が第1項の申請をする場合には，申請書にその免許証又は免許証明書を添えなければならない．

　5　歯科衛生士は，免許証の再交付を受けた後，失った免許証又は免許証明書を発見したときは，5日以内に，これを厚生労働大臣に返納しなければならない．

6) 登録免許税・手数料

　免許申請，名簿訂正・免許証明書書換え交付申請および免許証明書再交付申請に当たっては下表に示す申請区分に従って，登録免許税および手数料を納付する必要がある．免許登録税については領収書または相当額の収入印紙を申請書に貼付し，手数料については一般財団法人歯科医療振興財団所定の振込用紙により，郵便局または銀行に振込み，払込証明書を申請書に貼付する．

申請区分	登録免許税	手数料
免許登録（新規）	9,000 円	4,750 円
名簿訂正・免許証書換え交付	1,000 円	2,850 円
免許証再交付	―	3,100 円

（歯科衛生士法施行規則）

（登録免許税及び手数料の納付）
第8条　第1条の3第1項又は第3条第2項の申請書には，登録免許税の領収証書又は登録免許税の額に相当する収入印紙をはらなければならない．

　2　第6条第2項の申請書には，手数料の額に相当する収入印紙をはらなければならない．

7）業務従事届出の義務

　業務に従事する歯科衛生士は2年ごとに，12月31日現在の氏名，住所，年齢，業務従事先の所在地・名称などを，様式第五号（**図1-13**）に記し，翌年の1月15日までに就業地の都道府県知事（直接の届出先は所轄の保健所長）に届け出ることが義務づけられており，届出を行わなかった場合の罰則も同法第20条に規定されている．届出は紙（**図1-13**）で行っていたが，2022（令和4）年末現在の届出から，医療機関等に勤務する者は医療従事者届出システムによるオンライン届出も可能となった．なお，医師，歯科医師については，業務従事の有無に関係なく，有資格者すべてに届出義務が課されているが，歯科衛生士については，あくまで歯科衛生士としての業務に従事している者に限られている．

　業務従事届の集計結果は，厚生労働省の衛生行政報告例のなかで就業歯科衛生士数として公表されている．

（歯科衛生士法）

【業務従事届出】
第6条　（略）
　2　（略）
　3　業務に従事する歯科衛生士は，厚生労働省令で定める2年ごとの年の12月31日現在における氏名，住所その他厚生労働省令で定める事項を，当該年の翌年1月15日までに，その就業地の都道府県知事に届け出なければならない．
【罰則】
第20条　次の各号のいずれかに該当する者は，30万円以下の罰金に処する．
　一　第6条第3項の規定に違反した者
　二　（略）

（歯科衛生士法施行規則）

【届出】
第9条　法第6条第3項の厚生労働省令で定める2年ごとの年は，平成2年を初年とする同年以後の2年ごとの各年とする．
　2　法第6条第3項の規定による届出事項は，次のとおりとする．
　一　氏名及び年齢
　二　住所
　三　名簿の登録番号及び登録年月日
　四　業務に従事する場所の所在地及び名称
　3　前項の届出は，様式第五号によらなければならない．

様式第五号(第九条関係)

歯科衛生士業務従事者届

氏名		性別		年齢	歳
住　　所					
歯科衛生士名簿登録	番　　号				
	年　月　日				
業務に従事する場所	1 保健所、都道府県又は市区町村 （ア 保健所 イ 都道府県(アを除く。) ウ 市区町村(アを除く。)) 2 病院 3 診療所 4 介護保険施設等 （ア 介護老人保健施設 イ 介護医療院 ウ 指定介護老人福祉施設 (特別養護老人ホーム) エ 居宅介護支援事業所 オ その他) 5 歯科衛生士学校又は養成所 6 事業所 7 その他				
	所　在　地				
	名　　称				
備　　考					

(注意)1. 該当する不動文字又は数字を○で囲むこと。

2. 「業務に従事する場所」の欄は、2以上の場所において業務に従事している場合は、その主たるもの一つについて記載すること。

3. 平成3年6月30日までに免許を取得した者は、同日現在いずれの都道府県の歯科衛生士籍に登録されていたかを備考欄に明記すること。

図 1-13　様式第五号「歯科衛生士業務従事者届」

5. 相対的欠格事由

歯科衛生士国家試験に合格することは歯科衛生士免許を受けるための前提条件であるが，たとえ試験に合格していても，歯科衛生士法第4条の各号に該当する場合は厚生労働大臣の裁量により，免許を与えない場合がある．これを**相対的欠格事由**という．具体的には，罰金以上の刑に処せられた者，歯科衛生士の業務に関して犯罪または不正のあった者，心身の障害により業務を適正に行うことができない者，麻薬，あへんまたは大麻の中毒者の4つが規定されている．

同条第3項については，従来，「目が見えない者，耳が聞こえない者又は口がきけない者には，免許を与えない」として，いわゆる**絶対的欠格事由**として規定されていたものであるが，障害者の社会参加の促進などを図る観点から，2001（平成13）年6月に公布された「障害者等に係る欠格事由の適正化等を図るための医師法等の一部を改正する法律」(平成13年法律第87号）に基づき，歯科衛生士としての業務を行うために必要な認知，判断および意思疎通を適正に行いうるかどうか，個々の障害の状況などに応じて判断することとされたものである．なお，免許申請者がこの規定に該当して免許を与えないこととするときには，厚生労働大臣は事前にその旨を申請者に通知するとともに，求めに応じて意見を聴取しなければならな

いとされている.

（歯科衛生士法）

【相対的欠格事由】
第4条 次の各号のいずれかに該当する者には，免許を与えないことがある.
　一　罰金以上の刑に処せられた者
　二　前号に該当する者を除くほか，歯科衛生士の業務（歯科診療の補助の業務及び歯科衛生士の名称を用いてなす歯科保健指導の業務を含む. 次号，第6条第3項及び第8条第1項において「業務」という.）に関し犯罪又は不正の行為があった者
　三　心身の障害により業務を適正に行うことができない者として厚生労働省令で定めるもの
　四　麻薬，あへん又は大麻の中毒者
【意見の聴取】
第7条 厚生労働大臣は，免許を申請した者について，第4条第三号に掲げる者に該当すると認め，同条の規定により免許を与えないこととするときは，あらかじめ，当該申請者にその旨を通知し，その求めがあつたときは，厚生労働大臣の指定する職員にその意見を聴取させなければならない.

（歯科衛生士法施行規則）

【法第4条第三号の厚生労働省令で定める者】
第1条 歯科衛生士法（昭和23年法律第204号. 以下「法」という.）第4条第三号の厚生労働省令で定める者は，視覚，聴覚，音声機能若しくは言語機能又は精神の機能の障害により歯科衛生士の業務を適正に行うに当たって必要な認知，判断及び意思疎通を適切に行うことができない者とする.

6. 免許の取消し・業務停止及び再免許

　先に述べた相対的欠格事由は，新たに免許を与える場合だけでなく，免許を与えた後にも適用される. これに，歯科衛生士として品位を損する行為があった場合を加え，その程度および持続期間などを考慮して，厚生労働大臣は免許の取消し，または期間を定めての業務停止を命じることができる. この場合，免許の取消し・業務停止は本人の権利の侵害を伴う行政処分となることから，処分の決定に当たっては行政手続法に基づき，聴聞が行われる.

（歯科衛生士法）

第8条　歯科衛生士が，第4条各号のいずれかに該当し，又は歯科衛生士としての品位を損するような行為のあったときは，厚生労働大臣は，その免許を取消し，又は期間を定めて業務の停止を命ずることができる．

　2　前項の規定による取消処分を受けた者であっても，その者がその取消しの理由となった事項に該当しなくなったとき，その他その後の事情により再び免許を与えるのが適当であると認められるに至ったときは，再免許を与えることができる．この場合においては，第6条第1項及び第2項の規定を準用する．

7. 指定登録機関・指定試験機関

　歯科衛生士名簿への登録（第5条）および歯科衛生士国家試験（第11条）の権限は厚生労働大臣に属するが，第8条の2および第12条の4の規定に基づき，歯科衛生士の登録の実施および試験の実施に関する事務をその指定する者（指定登録機関，指定試験機関）に行わせることができる．

　現在，一般財団法人歯科医療振興財団が，厚生労働大臣の指定を受け，登録事務および試験実施事務を行っている．

　こうした登録，試験の実施事務における公平性，確実性を担保するため，役員の選・解任，事業計画，収支予算，登録・試験事務規定について厚生労働大臣の認可を義務づけているほか，指定機関に対する報告徴収，立入検査，監督命令，指定取消しなどの権限を規定している．また，指定機関の役員・職員に職務上の秘密を守る義務（守秘義務）を課すとともに，これらの者については刑法などの罰則の適用上，法令により公務に従事する職員としてみなすことを定めている．

（歯科衛生士法）

【指定登録機関】
第8条の2　厚生労働大臣は，厚生労働省令で定めるところにより，その指定する者（以下「指定登録機関」という）に，歯科衛生士の登録の実施等に関する事務（以下「登録事務」という）を行わせることができる．

　2　（略）

【指定試験機関】
第12条の4　厚生労働大臣は，厚生労働省令で定めるところにより，その指定する者（以下「指定試験機関」という）に，試験の実施に関する事務（以下「試験事務」という）を行わせることができる．

　2　（略）

8. 歯科衛生士国家試験

　歯科衛生士国家試験は，歯科衛生士として必要な知識・技能について，厚生労働大臣が最低年1回以上行うこととなっている．先に述べたように現在，試験の実施事務は指定試験機関としての指定を受けた一般財団法人歯科医療振興財団が行っている．

　具体的な試験科目は歯科衛生士法施行規則第11条で規定されている．なお，この試験科目は歯科衛生士学校養成所指定規則の改正により2010（平成22）年度からすべての歯科衛生士学校，養成所が3年以上の修業年限に移行したことを受け，2011（平成23）年4月から改正されたものである．

　試験日，場所および受験願書の提出期限は，あらかじめ，官報で公告することとなっている．この内容は厚生労働省のホームページ（https://www.mhlw.go.jp/）でも確認できる．

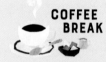

COFFEE BREAK　　民事罰，刑事罰，行政処分

　医療事故などが発生した場合，それにかかわった医療従事者は，民事罰（民事上の責任），刑事罰（刑事上の責任），行政処分（行政上の責任）が問われる場合があります．

　民事罰とは，たとえば医療事故によって，患者の生命・身体に害悪が生じまたは精神的苦痛が発生した場合には，患者から，これを金銭によって賠償することを求められることです．このように，患者に発生した損害について，金銭を支払うことによりてん補すべき罰（責任）のことをいいます．

　刑事罰は，医療従事者個人に対し懲役・禁錮・罰金等の制裁を加えるものとなっています．責任追及は，被害者の告訴，親族など第三者の告発，医療機関からの異状死届出または報道などによって医療事故の事実を知った警察などの機関による捜査を経て，被告が送検され検察官が起訴・不起訴の判断をなし起訴された場合，最終的には裁判所により判決をいい渡されるといった流れを取ります．

刑法

（過失傷害）

第209条　過失により人を傷害した者は，30万円以下の罰金又は科料に処する．

2　前項の罪は，告訴がなければ公訴を提起することができない．

（過失致死）

第210条　過失により人を死亡させた者は，50万円以下の罰金に処する．

（業務上過失致死傷等）

第211条　業務上必要な注意を怠り，よって人を死傷させた者は，5年以下の懲役若しくは禁錮又は100万円以下の罰金に処する．重大な過失により人を死傷させた者も，同様とする．

　行政処分とは，国民に対し安心・安全な医療，質の高い医療を確保する観点から，刑事罰を受けた医療従事者（ただし医事不正もあり，この限りではない）に対し，厚生労働大臣が免許取消しなどの処分を行うことです．

（歯科衛生士法）

> **第10条**　試験は，歯科衛生士として必要な知識及び技能について，これを行う．
>
> **第11条**　試験は，厚生労働大臣が，毎年少くとも1回これを行う．

（歯科衛生士法施行規則）

> **【試験科目】**
> **第11条**　試験の科目は，次のとおりとする．
>
> 　一　人体（歯・口腔を除く．）の構造と機能
> 　二　歯・口腔の構造と機能
> 　三　疾病の成り立ち及び回復過程の促進
> 　四　歯・口腔の健康と予防に関わる人間と社会の仕組み
> 　五　歯科衛生士概論
> 　六　臨床歯科医学
> 　七　歯科予防処置論
> 　八　歯科保健指導論
> 　九　歯科診療補助論
>
> **【試験施行期日等の公告】**
> **第12条**　試験を施行する期日及び場所並びに受験願書の提出期限は，あらかじめ，官報で公告する．

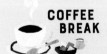

COFFEE BREAK　日本の歯科衛生士における倫理・倫理規範

　歯科衛生士は口腔保健医療の専門職＝プロフェッショナルです．プロフェッショナルはラテン語で聖職者が神に対して信仰を告白・宣言するという意味の profiteor を語源にもつとされています．

　医療専門職は，人の生命，健康に直接かかわる職業であることから，高い倫理性と高度な知識・技術が求められ，個人個人が誠実かつ高い質をもって業務を行うことはもちろんですが，専門職集団（profession）としても，それらを社会に対して公約（profess）することで，社会と専門職集団の間で相互の信頼が成り立っているという考え方があります．

　日本歯科衛生士会も「歯科衛生士の倫理綱領」（https://www.jdha.or.jp/aboutdh/ethics.html）を策定・公表しています．この綱領は前文，16項目の条文，解説から構成され，16項目の条文は，歯科衛生士が業務を行っていく際の「守るべき価値と義務」（1〜6），「求められる努力」（7〜12），「基礎となる心身の健康と道徳的意識および組織的取組み」（13〜16）の3つの要素から構成されています．

9. 受験資格・受験手続き等

1) 受験資格

　歯科衛生士国家試験を受験するためには，文部科学大臣または都道府県知事の指定を受けた歯科衛生士学校，養成所を卒業しなければならない．なお，歯科衛生士養成所の指定権者は厚生労働大臣であったが，地方分権を推進するため，2015（平成27）年4月から都道府県知事へと変更されている（第12条第二号）．

　歯科衛生士学校，養成所が指定を受けるための入学・入所資格，修業年限，教育内容，教員，施設設備などの要件は歯科衛生士学校養成所指定規則および歯科衛生士養成所指導ガイドラインに示されている．

　また，外国の歯科衛生士学校を卒業した者，外国の歯科衛生士免許を受けた者についても，個別の審査を受け，指定歯科衛生士学校，養成所の卒業者と同等の知識・技能を有すると認められれば，歯科衛生士国家試験を受験することが可能である．たとえ，外国の歯科衛生士免許を受けて多くの実務経験を有していても，国内で歯科衛生士として業務を行うためには歯科衛生士国家試験に合格する必要がある．

　受験資格を偽ったり，試験中にカンニングを行うなど，試験に関して不正行為があった者について，厚生労働大臣は受験を停止したり，無効とすることができる（受験停止については，法第12条の7の規定により，指定試験機関の判断で行うことが可能である）．受験後，あるいは免許登録後に発覚した場合でもこれは適用される．なお，虚偽または不正の事実に基づいて免許を受けた場合には罰則も適用される（第14条第2項）．また，受験停止などの処分を受けた者について，一定期間受験を認めないことも可能である．

（歯科衛生士法）

【受験資格】

第12条　試験は，左の各号のいずれかに該当する者でなければ，これを受けることができない．

一　文部科学大臣の指定した歯科衛生士学校を卒業した者

二　都道府県知事の指定した歯科衛生士養成所を卒業した者

三　外国の歯科衛生士学校を卒業し，又は外国において歯科衛生士免許を得た者で，厚生労働大臣が前二号に掲げる者と同等以上の知識及び技能を有すると認めたもの

【受験停止・試験無効処分】

第12条の2　厚生労働大臣は，試験に関して不正の行為があった場合には，その不正の行為に関係のある者について，その受験を停止させ，又はその試験を無効とすることができる．

2　厚生労働大臣は，前項の規定による処分を受けた者について，期間を定めて試験を受けることができないものとすることができる．

第12条の7　指定試験機関が試験事務を行う場合において，指定試験機関は，試験に関して不正の行為があったときは，その不正行為に関係のある者について，その受験を停止させることができる.

2　（略）

【罰則】

第14条　次の各号のいずれかに該当する者は，1年以下の懲役若しくは50万円以下の罰金に処し，又はこれを併科する.

一　（略）

二　虚偽又は不正の事実に基づいて免許を受けた者

（歯科衛生士法施行規則）

（受験資格の認定申請）

第12条の2　法第12条第三号の規定による厚生労働大臣の認定を受けようとする者は，申請書に，外国の歯科衛生士学校を卒業し，又は外国において歯科衛生士免許を得たことを証する書面その他の必要な書類を添えて厚生労働大臣に提出しなければならない.

2）受験手続き等

歯科衛生士国家試験の受験手数料の金額は，実費を勘案して歯科衛生士法施行令で定められている.

受験者は下記に示す歯科衛生士国家試験受験願書（様式第六号：**図1-14**）に指定歯科衛生士学校，養成所の卒業（見込）証明書，写真などを添えて提出する必要がある.提出先は一般財団法人歯科医療振興財団である.

受験願書出願時に卒業見込証明書を提出した者は，定められた期日までに卒業証明書を提出する必要がある.期日までに提出されないときは，当該受験は無効となる.

歯科衛生士国家試験合格者には合格証書が交付される.また，必要に応じ，合格証明書の交付を申請することができる.ただし，この場合には手数料が必要である.

（歯科衛生士法）

【受験手数料】

第12条の3　試験を受けようとする者は，実費を勘案して政令で定める額の受験手数料を国に納付しなければならない.

2　前項の受験手数料は，これを納付した者が試験を受けない場合においても，返還しない.

歯科衛生士国家試験受験願書

フリガナ 氏 名		性別	男 女	受 験 番 号	※
生 年 月 日	昭和 平成 年 月 日	本 籍 (国籍)	都道 府県	受験希望地	
現 住 所	都道府県 市郡 区 (郵便番号 −) 電話番号 ( )				
養成施設名					
最 終 学 歴	年卒業(見込)				
受 験 資 格 (該当項目に○印をつけること。)	資 格 該 当 項 目			添 付 書 類	
	法 第 12 条	第 1 号 該 当		・卒業証明書	
		第 2 号 該 当			
		第 3 号 該 当		・厚生労働大臣の認可を受けたことを証する書類	
連 絡 先	電話番号 ( ) (内線)				

上記により、歯科衛生士国家試験を受験したいので申し込みます。

令和 年 月 日

一般財団法人 歯科医療振興財団理事長 殿

氏 名

◉記載については、裏面の記入要領によること。

図 1-14 様式第六号「歯科衛生士国家試験受験願書」

【政省令への委任】

第 12 条の 9 この法律に規定するもののほか，歯科衛生士学校又は歯科衛生士養成所の指定及びその取消しに関し必要な事項は政令で，試験科目，受験手続その他試験に関し必要な事項並びに指定試験機関及びその行う試験事務並びに試験事務の引継ぎに関し必要な事項は厚生労働省令で定める．

（歯科衛生士法施行令）

【受験手数料】

第 12 条 法第 12 条の 3 第 1 項の政令で定める受験手数料の額は，14,300 円とする．

（歯科衛生士法施行規則）

（受験の手続）

第 13 条　試験を受けようとする者は，様式第六号による受験願書を厚生労働大臣に提出しなければならない．

　2　前項の受験願書には，次に掲げる書類を添えなければならない．

　一　法第 12 条第一号又は第二号に該当する者であるときは卒業証明書

　二　法第 12 条第三号に該当する者であるときは，同号に規定する厚生労働大臣の認定を受けたことを証する書類

　三　写真（出願前六月以内に脱帽して正面から撮影した縦 6 センチメートル横 4 センチメートルのもので，その裏面には撮影年月日及び氏名を記載すること．）

（合格証書の交付）

第 14 条　厚生労働大臣は，試験に合格した者に合格証書を交付するものとする．

（合格証明書の交付及び手数料）

第 15 条　試験に合格した者は，厚生労働大臣に合格証明書の交付を申請することができる．

　2　前項の申請をする場合には，手数料として 2,950 円を国に納めなければならない．

10. その他の業務上の義務

1) 主治の歯科医師・医師の指示

　歯科衛生士が歯科保健指導を行うに当たって，その対象者に主治の歯科医師または医師がいる場合には，積極的にその指示を受けなければならないとされており，これに違反した場合の罰則も規定されている．保健指導に法的な業務独占規定はなく，したがって，歯科保健指導に当たって，歯科医師の指示は必須とはされていない．しかし，その対象者が治療中の傷病者（患者）であった場合，主治の歯科医師，医師が患者に行っている治療や指導と相反するような内容の指導が行われて，患者の不利益となることがないようにするための規定である．

2) 保健所長の指示

　保健所は地域の公衆衛生の向上・増進を目的とした第一線機関であり，保健所長にはそのためのさまざまな業務，権限が与えられている．このため，歯科衛生士が歯科保健指導の業務に関して，保健所長から指示を受けた場合には，これに従わなければならないとされており，罰則も規定されている．なお，一般に保健所長の指示は公衆衛生的視点からの包括的指示であるのに対し，主治の歯科医師，医師の指示は個別の患者の病状などに応じた個別具体的な指示であることから，両者の指示

が矛盾した場合には，主治の歯科医師，医師の指示が優先することになる．

3）歯科医療関係者との連携

　歯科衛生士が業務を行う際には，歯科医師その他の歯科医療関係者との緊密な連携を図りつつ，適正な歯科医療の確保に努めなければならないと規定されている．この規定は，地域医療・介護総合確保整備法に基づき，2015（平成27）年4月から新たに追加されたもので，いわゆる努力義務規定として，罰則は定められていない．

　ここでいう業務には当然，法第2条第1項の歯科予防処置から同条第3項の歯科保健指導までが含まれ，たとえば，介護保険施設の入所者に対して歯科保健指導を行う場合において，特に主治の歯科医師がいないようなケースでも，必要に応じて施設の協力歯科医療機関の歯科医師などと連携を図るなど，適正な歯科医療の確保に努めることが求められている．

4）秘密保持義務

　歯科予防処置，歯科保健指導，歯科診療の補助などの対人保健・医療業務に従事していると，個人のさまざまな情報に接することになる．こうした業務上知り得た情報のなかで，一般に知られていない情報を不用意に他人に漏らすことは，プライバシー保護に反するだけでなく，患者などとの信頼関係を損ない，適正な医療サービスの提供にも影響を与えることから，歯科衛生士法をはじめ，保健師助産師看護師法など，医療関係職種の資格法では，業務上知り得た人の秘密を正当な理由なく漏らすことを禁じ，罰則も設けている．なお，医師・歯科医師について，医師法，歯科医師法には当該規定は設けられておらず，別に刑法に秘密漏示罪の規定がある．このため，医師・歯科医師が正当な理由なく秘密を漏らした場合，刑法により処罰されることになるが，歯科衛生士の場合は，歯科衛生士法第19条に基づき処罰されることとなる．なお，この規定は免許登録の抹消などで歯科衛生士でなくなった後も適用される．

　正当な理由として，本人の承諾があった場合のほか，法令に基づく報告義務に基づく場合などがあるが，個人情報保護に対する関心の高まりの中で，厳格な適用が求められている．なお，児童虐待防止法（児童虐待の防止等に関する法律）における虐待の疑われる児童の通告義務のように**秘密保持義務**の除外規定が明示されているものもある．

　一方，チーム医療や地域連携ケアの進展のなかで，こうした個人情報の共有が必要となっているケースが増加している．同一医療機関に勤務する（秘密保持義務を有する）医療従事者間での情報共有については問題とはならないが，他の機関・施設などへの情報提供の際には，緊急時など特別の場合を除いて，患者などの承諾を得てから行うようにする必要がある．

5）業務記録の作成・保存

　歯科衛生士が，歯科衛生士としての業務を行った場合には，その記録（いわゆる「**業務記録**」）を作成するとともに，これを**3年間保存**することが規定されている（施行規則第18条）．これに違反した場合の罰則規定はないものの，法令（省令）の規定に基づく文書であり，正確な記載と的確な保管を行う必要がある．また，歯科医療機関に勤務している歯科衛生士は，ほとんどが保険診療の制度の中で業務を行っており，歯科衛生実地指導料などのように診療報酬点数の算定要件として業務記録の記載，保管が詳細に定められている．

　業務記録に記載する項目や様式に定めはないが，その後の指導管理などの業務に反映可能であるとともに，医療事故などの際の資料としても耐えうるだけの内容が記載されている必要がある．

（歯科衛生士法）

【主治の歯科医師・医師の指示】
第13条の3　歯科衛生士は，歯科保健指導をなすに当たって主治の歯科医師又は医師があるときは，その指示を受けなければならない．

【保健所長の指示】
第13条の4　歯科衛生士は，歯科保健指導の業務に関して就業地を管轄する保健

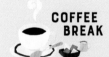

医師・歯科医師の守秘義務

COFFEE BREAK

　医師や歯科医師をはじめとした医療従事者は，治療上の必要性などの正当な理由がないかぎり，業務上知りえた他人の秘密を漏らしてはならないとされています．特に医師，薬剤師，助産師は，他の医療関係職種の守秘義務がそれぞれの身分法に規定されているのに対し，弁護士などの職種と並んで刑法上に規定されています．歯科医師は条文上「医師」に含まれて規定されています．民事訴訟法や刑事訴訟法では，医師と歯科医師は区別して明記されているのに対して，刑法で区別されていないのは，刑法制定時に法律上，医師と歯科医師が区別されていなかったためといわれています．この守秘義務の規定は，刑法上の秘密漏示罪によって義務づけられているもので，違反した場合には6か月以下の懲役または10万円以下の罰

金に処せられます．秘密漏示については，診療録（カルテ）等を置き忘れるなどの不作為の行為によるものも該当するとされているので，患者の診療情報の取扱いには注意が必要です．

　さらに，医師や歯科医師は，業務上委託を受けたため保管又は所持する物で他人の秘密に関するものの押収を拒否できること，業務上委託を受けたため知り得た事実で他人の秘密については証言を拒否できることが，刑事訴訟法において定められています．

　医療の倫理の根幹をなすものとして考えられている「ヒポクラテスの誓い」においても，守秘義務が「医に関すると否とにかかわらず他人の生活について秘密を守る」と謳われています．

所の長の指示を受けたときは，これに従わなければならない．ただし，前条の規定の適用を妨げない．

【歯科医療関係者との連携】

第 13 条の 5 歯科衛生士は，その業務を行うに当たって，歯科医師その他の歯科医療関係者との緊密な連携を図り，適正な歯科医療の確保に努めなければならない．

【秘密保持義務】

第 13 条の 6 歯科衛生士は，正当な理由がなく，その業務上知り得た人の秘密を漏らしてはならない．歯科衛生士でなくなった後においても，同様とする．

【罰則】

第 18 条 次の各号のいずれかに該当する者は，6 月以下の懲役若しくは 30 万円以下の罰金に処し，又はこれを併科する．

　一　（略）

　二　第 13 条の 2 から第 13 条の 4 までの規定に違反した者

第 19 条 第 13 条の 6 の規定に違反した者は，50 万円以下の罰金に処する．

　2　前項の罪は，告訴がなければ公訴を提起することができない．

（歯科衛生士法施行規則）

【記録の作成及び保存】

第 18 条 歯科衛生士は，その業務を行った場合には，その記録を作成して 3 年間これを保存するものとする．

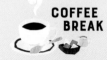

COFFEE BREAK　個人情報保護法

　正式名称を「個人情報の保護に関する法律」といい，2003 年 5 月 30 日に成立，2005 年 4 月 1 日全面施行されました．

　個人情報の取扱いに関する監視・監督は個人情報保護委員会が行っています．この法律の施行に伴い，診療情報といったきわめて高度な個人情報（特に病歴は要配慮個人情報と規定されている）を保有する医療機関や介護事業者に対して，その適切な取扱いを行うことができるよう，2017 年には個人情報保護委員会と厚生労働省から「医療・介護関係事業者における個人情報の適切な取扱いのためのガイダンス」が示されました．医療や介護の現場には，慎重に扱う必要のある個人情報が多く存在します．医療機関では，診療録・処方せん・看護記録・手術記録・検査結果・エックス線写真・患者情報提供書・紹介状・診察券・職員情報など，介護関係では，ケアプラン・介護サービス提供にかかる計画・提供サービス記録などがあります．もちろん歯科衛生士業務記録も例外ではありません．特に患者に関する情報を患者以外の第三者に知らせる場合，原則として患者の同意を得ずに勤務先の上司や保険会社の担当者に情報を提供すると情報漏洩となるので注意が必要です．

6 歯科技工士法 〔昭和 30 年 法律第 168 号〕

1. 歯科技工士法の沿革

歯科技工士法は，1955（昭和 30）年に「歯科技工法」として制定された．当初の題名は歯科技工という業を規定する法律という体裁であったが，1982（昭和 57）年に歯科技工士免許が都道府県知事免許から厚生大臣免許（現厚生労働大臣免許）に改められ国家資格となり，1994（平成 6）年には題名を歯科技工士法と改められ，歯科技工士の資格を定める体裁となった．1982（昭和 57）年以降も資格試験の実施は都道府県が行っていたが，2009（平成 21）年に資格試験の名称が歯科技工士試験から歯科技工士国家試験に改められ，2014（平成 26）年には厚生労働大臣が実施する全国統一試験となった．試験の実施と免許の登録（第 9 条の 2，第 9 条の 6）は，歯科衛生士と同じく一般財団法人歯科医療振興財団が行っている．

2. 歯科技工士法の目的

歯科技工士法の目的は，歯科技工士の資格を定めるとともに，歯科技工の業務が適正に運用されるように規律し，もつて歯科医療の普及および向上に寄与すること（第 1 条）と規定されている．「医療法」が医療提供体制を規定し，医療を提供する者の資格と業務は「医師法」をはじめとする各法が定め，あるいは「医薬品，医療機器等の品質，有効性及び安全性の確保等に関する法律」が医薬品・医療機器等の製造・輸入・販売等を規制し，調剤を行う者の資格と業務は「薬剤師法」で定めているのと異なり，歯科技工という業の提供体制と歯科技工士の資格・業務の 2 つの規定を併せもった法律である．

3. 歯科技工と歯科医業

「歯科技工」とは，特定人に対する歯科医療の用に供する補綴物，充填物または矯正装置を作成し，修理し，または加工すること（第 2 条）と規定されている．ただし，同じ行為であっても歯科医師が診療中の患者のために自ら行う行為は除外され，同行為は歯科医業とされている（図 1-15）．

4. 歯科技工士の免許

歯科技工士の免許は，歯科技工士国家試験に合格したものに対して，厚生労働省に備える歯科技工士名薄に試験に合格した者の申請により登録することで与えられる（第 6 条）．

歯科技工士国家試験の受験資格は，

1章　わが国の医療制度と歯科衛生士

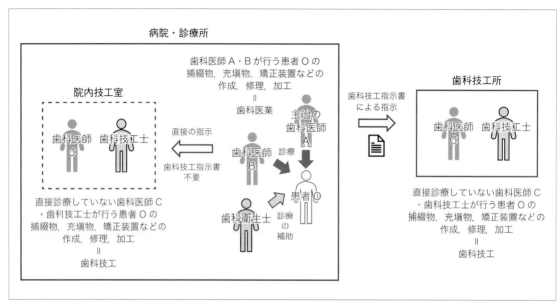

図 1-15　歯科技工と歯科医業

①文部科学大臣の指定した歯科技工士学校を卒業した者
②都道府県知事の指定した歯科技工士養成所を卒業した者
③歯科医師国家試験または歯科医師国家試験予備試験を受けることができる者
④外国の歯科技工士学校もしくは歯科技工士養成所を卒業し，または外国で歯科技
　工士の免許を受けた者で，厚生労働大臣が前三号に掲げる者と同等以上の知識お
　よび技能を有すると認めたもの
となっている（第14条）．③の規定により，歯科大学・大学歯学部を卒業した者
は歯科技工士国家試験の受験資格を有する．
　業務に従事する歯科技工士は，厚生労働省令で定める2年ごとの年の12月31
日現在における氏名，住所その他厚生労働省令で定める事項を，当該年の翌年1
月15日までに，その就業地の都道府県知事に届け出なければならない」こととさ
れている（第6条）．

5. 欠格事由

　歯科技工士免許を受けるための一定の要件として，
①歯科医療または歯科技工の業務に関する犯罪または不正の行為があった者
②心身の障害により歯科技工士の業務を適正に行うことができない者として厚生労
　働省令で定めるもの
③麻薬，あへんまたは大麻の中毒者
があり，これらに該当した場合に厚生労働大臣が免許を与えないことがある（相対
的欠格事由）と規定されている（第4条）．

6. 業務独占

歯科医師または歯科技工士でなければ，業として歯科技工を行ってはならない（第17条）と規定されている．すなわち，歯科医師と歯科技工士はいずれも歯科技工の業務独占をもつ．歯科医師は，歯科医師法上の行政処分として歯科医業の停止を命ぜられると，その期間，歯科技工も行ってはならない（第17条）

7. 歯科技工指示書

歯科技工を行うに当たっては，歯科技工士法施行規則に定められた記載事項（**表1-4**）を記した歯科技工指示書によらなければならない（第18条）．ただし，病院・診療所内で歯科技工を依頼する場合であれば，患者の治療を担当する歯科医師が直接，歯科技工士・歯科医師に指示をすれば，歯科技工指示書がなくてもよい．なお，歯科医師に対する歯科技工指示書の交付義務の規定はない．

歯科技工は，歯科医師の個人名で，歯科技工所という場所宛てに発行される．したがって，**表1-14**の⑦に記載された歯科技工所から別の歯科技工所へ再委託されるなど，記載された歯科技工所以外の場所で歯科技工が行われると歯科技工士法違反となる．

歯科技工指示書は，歯科技工が行われた場所（病院，診療所，歯科技工所）の管理者が，歯科技工が終了した日から2年間保存しなければならない」こととされている（第19条）．個人情報である患者の氏名を含むことから，歯科技工所も個人情報の保護に関する法律の個人情報取扱事業者に該当し，法にのっとった情報の取扱いが必要となる．

8. 禁止行為

歯科技工士は，その業務を行うに当たっては，印象採得，咬合採得，試適，装着，その他歯科医師が行うのでなければ衛生上危害のある行為をしてはならない（第20条）．

表1-4　歯科技工指示書の記載事項（歯科技工士法施行規則第12条）

①患者の氏名
②設計
③作成の方法
④使用材料
⑤発行の年月日
⑥発行した歯科医師の氏名および当該歯科医師の勤務する病院または診療所の所在地
⑦当該指示書による歯科技工が行われる場所が歯科技工所であるときは，その名称および所在地

9. 歯科技工所

　歯科技工所とは，歯科医師または歯科技工士が業として歯科技工を行う場所と規定されているが，病院・診療所内の場所で，その病院・診療所で診療中の患者のためだけに歯科技工が行われる場合には，歯科技工所の届出は必要ない（第2条）．病院・診療所の場合，歯科技工の外注を受ける場合には歯科技工所の届出が必要となる．すなわち，歯科技工が行われる場所は，病院，診療所，歯科技工所の3カ所ということになる．

1）開設

　歯科技工所を開設するには，病院や診療所と異なり，特に資格要件が規定されていない．歯科技工所を開設した場合には，開設後10日以内に所在地の都道府県知事（保健所を有する市または特別区の場合は市長・区長）に届け出なければならない（第21条）．

2）管理

　一方，歯科技工所の開設者は，自ら歯科医師または歯科技工士であって管理者となるか，別の歯科医師または歯科技工士を管理者として置かなければならないこととされている（第22条）．なお，歯科医師に臨床研修修了の要件は課されていない．

3）設備構造基準

　歯科技工所の構造設備基準は，歯科技工士法施行規則第13条の2に定められている．都道府県知事は，歯科技工所の構造設備が不完全であって，その歯科技工所で作成・修理・加工される歯科技工物が衛生上有害なものとなるおそれがあると認めるときは，その開設者に対し改善命令を行うことができることとされている（第24条）．また，都道府県知事が必要があると認めるときは，その開設者・管理者に対し報告を命じ，立入検査を行うことができる（第27条）．

4）広告の制限

　歯科技工士法により，歯科技工所の広告は，①歯科医師または歯科技工士である旨，②歯科技工に従事する歯科医師または歯科技工士の氏名，③歯科技工所の名称，電話番号および所在の場所を表示する事項，④その他都道府県知事の許可を受けた事項だけに制限されている（第26条）．

10. 歯科技工録

　CAD／CAMのようにコンピューターを用いて歯科技工物の設計や製作を行う場合など，歯科技工も自宅等でのリモートワークが可能となってきたことから，歯

科技工士法施行規則が改正され，2023（令和5）年4月1日から歯科技工士に，業務を行った場合に歯科技工録の作成と3年間の保存義務が課せられた．歯科技工所の設備構造基準とあわせて，詳細は「歯科技工所における歯科補てつ物等の作成等及び品質管理指針」に規定されている．

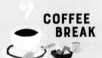

COFFEE BREAK　歯科技工物の海外発注

歯科技工士法は国内法であるため，国外で行われる歯科技工相当行為を取締まることはできず，歯科医師が歯科技工物を海外発注し，それを輸入して治療に使用することを禁じるものではありません．しかしながら，国外で製作された歯科技工物については，使用されている歯科材料の性状等が必ずしも明確ではないため，歯科技工物の質の確保の観点から，歯科医師がこれを患者に供する場合には患者に対して十分情報提供を行い，患者の理解と同意を得るとともに，良質かつ適切な歯科医療を行うよう努めることとされています（厚生労働省医政局歯科保健課長通知「国外で作成された補てつ物等の取扱いについて」〈平成17年9月8日医政歯発第0908001号〉）．なお，使用材料の指示等については，厚生労働省医政局歯科保健課長通知「補てつ物等の作成を国外に委託する場合の使用材料の指示等について」（平成22年3月31日医政歯発0331第1号）に示されている医薬品，医療機器等の品質有効性及び安全性の確保等に関する法律の認可外の材料を使用していることとなるため，歯科医師個人の責任においてのみ安全性を担保することとなり，国外で製作された歯科技工物を保険診療に用いることはできません．また，より安心で安全な歯科医療を確立するため「歯科医療における補てつ物等のトレーサビリティに関する指針」（平成23年6月28日医政発0628第4号）が発出され，国外に歯科技工物の作成を委託する際のトレーサビリティの確保のための具体的方策が示されています．

2章 医療関係職種

到達目標

① 歯科医師の指示で歯科診療の補助を行う医療関係職種をあげることができる.
② 保健師助産師看護師法と保健師,看護師・准看護師の業務の概要について理解できる.
③ 臨床検査技師等に関する法律と臨床検査技師の業務の概要について理解できる.
④ 診療放射線技師法と診療放射線技師の業務の概要について理解できる.
⑤ 言語聴覚士法と言語聴覚士の業務の概要について理解できる.
⑥ 薬剤師法と薬剤師の業務の概要について理解できる.
⑦ その他の医療関係職種に係る法律と業務の概要について理解できる.

① 歯科医療とかかわる医療関係者

1. 法的に歯科医師の指示で歯科診療の補助を行う 医療関係者

　医療に対する国民の多様なニーズを受けて,医療機関にはさまざまな医療関係職種が従事している.そのうち,法律に基づき歯科医師の指示で定められた行為を行う医療関係職種は,**歯科衛生士**の他に,**看護師・准看護師,保健師,助産師,診療放射線技師,臨床検査技師,言語聴覚士**がある(**表 2-1**).

表 2-1　歯科医師の指示で定められた行為を行う医療関係職種の概要

区　分	根拠法規	免許付与者	主な業務
歯科衛生士	歯科衛生士法	厚生労働大臣	歯科診療の補助,歯科疾患の予防処置
看護師	保健師助産師看護師法	厚生労働大臣	療養上の世話,診療の補助
准看護師		都道府県知事	療養上の世話,診療の補助
保健師		厚生労働大臣	保健指導
助産師		厚生労働大臣	妊婦,新生児等への保健指導
臨床検査技師	臨床検査技師等に関する法律	厚生労働大臣	検体検査,生理機能検査
診療放射線技師	診療放射線技師法	厚生労働大臣	放射線の照射,MRI・エコー
言語聴覚士	言語聴覚士法	厚生労働大臣	言語訓練,嚥下訓練

1) 看護師・准看護師

　看護師は，傷病者もしくは褥婦に対する療養上の世話または診療の補助を行う医療関係職種である（**保健師助産師看護師法第5条**）．准看護師は，医師，歯科医師または看護師の指示を受けて，看護をする者である（**保健師助産師看護師法第6条**）．これらの行為は，医師，歯科医師を除き**業務独占**とされており，他の医療関係職種が行う診療の補助はすべて看護師の業務独占の除外規定となっている．なお，褥婦は「分娩後，母体が正常に回復するまでの期間にある女性」のことを指す．

　看護師または准看護師の業務は，医療と密接に関連している．医師，歯科医師が行わなければ衛生上危害を生じることがある点に着目した場合，看護師の業務は次の通り分類される．

（1）独自の判断で行うことができる業務

　院内の物品の運搬・補充，患者の検査室等への移送，入院中の療養生活に関する対応等

（2）主治の医師，歯科医師の指示がなければ行うことのできない業務（相対的医行為）

　静脈注射の実施，薬剤の投与量の調節，処方された薬剤の定期的，常態的な投与及び管理等

（3）医師，歯科医師の指示があっても行うことができない業務（絶対的医行為）

　疾病の診断，治療方針の決定，処方せんの交付等

（4）特定行為

　経口用気管チューブ，または経鼻用気管チューブの位置の調整，侵襲的陽圧換気の設定の変更，非侵襲的陽圧換気の設定の変更等がこれに当たる．

　なお，**特定行為**は，診療の補助であり，看護師が手順書により行う場合には，実践的な理解力，思考力および判断力，ならびに高度かつ専門的な知識および技能がとくに必要とされる行為のことである．

　2020（令和2）年末の就業者数は，看護師1,280,911人，准看護師284,589人である．看護師の主な就業場所は，常勤換算数で，病院が全体の72.2%を占める．また准看護師の主な就業場所は病院と診療所で，それぞれ全体の38.1%，31.1%を占めている．

2) 保健師

　保健師は，**保健指導**に従事する医療関係職である（保健師助産師看護師法第2条）．2020（令和2）年末の保健師の就業者数は55,595人である．保健師の主な就業場

所は実人数で市区町村（54.8%）が最も多く，次いで保健所（15.3%）が多い．

3）助産師

助産師は，**助産**または**妊婦**，褥婦もしくは**新生児**の**保健指導**を行う医療関係職種である（保健師助産師看護師法第3条）．新生児は「出生後28日を経過しない乳児」を意味する．なお，2020（令和2）年末の助産師の就業者数は37,940人である．就業場所は病院が61.5%と最も多い．

4）臨床検査技師

臨床検査技師は，**血液検査・尿検査・微生物検査**などの**検体検査**や医師，歯科医師の指示の下，検体採取，**心電図・脳波測定**などの**生理学的検査**を行う医療関係職種である（臨床検査技師等に関する法律第2条）．検体検査や生理学的検査は，診療の補助として行う．歯科医療とかかわる内容として，血液検査の他，口腔の粘膜を採取する行為（生検のための採取を除く），口腔粘膜の病変部位の膿を採取する行為，**電気味覚検査**および濾紙ディスク法による**味覚定量検査**等がある．

なお，病院・診療所に勤務する臨床検査技師数は，2020（令和2）年10月1日現在67,752である（出典：令和2（2020）年医療施設（静態・動態）調査（確定数）病院報告）．

5）診療放射線技師

診療放射線技師は，医師，歯科医師の他に唯一，人体に対して放射線を照射できる医療関係職種である（診療放射線技師法第2条の2）．この行為は，医師，歯科医師，診療放射線技師の**業務独占**と規定されており，診療の補助ではない．この他，**磁気共鳴診断装置（MRI）**や**超音波診断装置（エコー）**による検査を診療の補助として行う．主な業務は，病院等の医療施設でレントゲンやCTスキャン，MRI等の医療機器を操作することである．また，医師もしくは歯科医師の指示の下，治療に必要な患部の画像を撮影している．診療放射線技師による診断画像の撮影や撮影における**ペイシェントケア**等は，歯科診療の中で重要な役割を担っている．

なお，2020（令和2）年10月1日現在，病院・診療所に勤務する診療放射線技師の常勤換算数は55,624.3人である．

6）言語聴覚士

言語聴覚士は，音声機能，言語機能または聴覚に障害のある者に対して，**言語訓練**等の訓練，訓練に必要な検査及び助言，指導，援助を行う医療関係職種である（言語聴覚士法第2条）．すなわち，言語聴覚士は言葉によるコミュニケーションに問題がある者に専門的なサービスを提供して自分らしい生活ができるよう支援する専門職である．その他の業務に，医師，歯科医師の指示の下，摂食・嚥下の訓練がある．そのため，摂食嚥下リハビリテーションにおいて歯科医療とのつながりが深い．

表 2-2　チーム医療で連携する主な医療関係職種の概要

区　分	根拠法規	免許付与者	主な業務
医　師	医師法	厚生労働大臣	医　業
薬剤師	薬剤師法	厚生労働大臣	調　剤
理学療法士	理学療法士及び作業療法士法	厚生労働大臣	基本的動作能力の回復
作業療法士	理学療法士及び作業療法士法	厚生労働大臣	応用的動作能力，社会的動作能力の回復
臨床工学技士	臨床工学技士法	厚生労働大臣	生命維持装置の操作
栄養士	栄養士法	都道府県知事	栄養指導
管理栄養士	栄養士法	厚生労働大臣	傷病者に対する栄養指導
社会福祉士	社会福祉士及び介護福祉士法	厚生労働大臣	福祉に関する相談
介護福祉士	社会福祉士及び介護福祉士法	厚生労働大臣	介　護（喀痰吸引を含む）

　なお，2020（令和 2）年 10 月 1 日現在，言語聴覚士の常勤換算数は 17,905 人である．

　また，医師，薬剤師，理学療法士，作業療法士，臨床工学技士，栄養士，管理栄養士，社会福祉士，介護福祉士等の医療関係職種は，歯科医師の指示による診療の補助業務はないが，歯科医師，歯科衛生士と連携して**チーム医療**を行うことがある．これらの専門職の概要を**表 2-2** に示す．

② 保健師助産師看護師法〔昭和 23 年　法律第 203 号〕

1. 目的と定義

1) 目　的

　保健師助産師看護師法は，保健師，助産師及び看護師の資質を向上し，もって医療及び公衆衛生の普及向上を図ることを目的としている（第 1 条）．

2) 定　義

　保健師は，**厚生労働大臣の免許**を受けて，保健師の名称を用いて，**保健指導**に従事することを業とする者である（第 2 条）．

　助産師は，**厚生労働大臣の免許**を受けて，**助産**または**妊婦**，褥婦もしくは**新生児**の**保健指導**を行うことを業とする女子である（第 3 条）．

　看護師は，**厚生労働大臣の免許**を受けて，傷病者もしくは褥婦に対する療養上の世話または診療の補助を行うことを業とする者である（第 5 条）．

　准看護師は，都道府県知事の免許を受けて，医師，歯科医師または看護師の指示を受けて，傷病者もしくは褥婦に対する療養上の世話または診療の補助を行うことを業とする者である（第 6 条）．

特定行為に係る看護師の研修制度，認定看護師，専門看護師について

特定行為に係る看護師の研修制度は，2015（平成17）年10月から開始されました．特定行為研修を行う指定研修機関は，年々増加しており2022（令和4）年9月の時点で338機関あります．

研修を修了すると，あらかじめ医師が作成した指示書をもとに自分の判断で特定行為（実践的な理解力や判断能力，高度な専門知識や技術をもって行う診療補助）を行えるようになります．すなわち，特定行為を行える看護師になると，医師の判断を待たずにタイムリーな対応が可能となります．特定行為を行うことができる看護師がチーム医療の一員として加わることは，患者や家族ケアの向上につながります．

なお，日本看護協会は資格認定制度を設けて，一定の基準を満たした看護師に認定看護師や専門看護師の資格を付与しています．認定看護師は，特定の看護分野において，熟練した看護技術と知識を用いて水準の高い看護実践ができる看護師に与えられる資格です．また専門看護師は，複雑で解決困難な看護問題をもつ個人，家族および集団に対して水準の高い看護ケアを効率よく提供するための，特定の専門看護分野の知識・技術を深めた看護師に与えられる資格です．認定看護師と専門看護師は，どちらも専門性の広告が可能な名称となっています．

---

2. 試験と受験資格

1) 免許を受ける要件

保健師になろうとする者は，保健師国家試験及び看護師国家試験に合格し，**厚生労働大臣の免許**を受けなければならない（第7条）．助産師になろうとする者は，助産師国家試験及び看護師国家試験に合格し，**厚生労働大臣の免許**を受けなければならない（第7条の2）．看護師になろうとする者は，看護師国家試験に合格し，**厚生労働大臣の免許**を受けなければならない（第7条の3）．准看護師になろうとする者は，准看護師試験に合格し，**都道府県知事の免許**を受けなければならない（第8条）．

厚生労働大臣もしくは都道府県知事は，①罰金以上の刑に処せられた者，②保健師，助産師，看護師または准看護師の**業務に関し犯罪または不正の行為があった者**，③**心身の障害**により保健師，助産師，看護師または准看護師の業務を適正に行うことができないとして厚生労働省令で定めるもの，及び④**麻薬，大麻，またはあへんの中毒者**のいずれかに該当する者には免許を与えないことがある（第9条）．

2）籍の登録

(1) 保健師籍，助産師籍，看護師籍

　厚生労働省に保健師籍，助産師籍及び看護師籍を備え，登録年月日，処分に関する事項，その他の保健師免許，助産師免許及び看護師免許に関する事項を登録する（第10条）．

(2) 准看護師籍

　都道府県に准看護師籍を備え，登録年月日，処分に関する事項，その他の准看護師免許に関する事項を登録する（第11条）．

(3) 免許の付与

　保健師免許は，保健師国家試験及び看護師国家試験に合格した者の申請により，保健師籍に登録することによって行う（第12条）．助産師免許は，助産師国家試験及び看護師国家試験に合格した者の申請により，助産師籍に登録することによって行う（第12条）．看護師免許は，看護師国家試験に合格した者の申請により，看護師籍に登録することによって行う（第12条）．准看護師免許は，准看護師試験に合格した者の申請により，准看護師籍に登録することによって行う（第12条）．厚生労働大臣または都道府県知事は，免許を与えたときは，それぞれ保健師免許証，助産師免許証もしくは看護師免許証または准看護師免許証を交付する（第12条）．

3）免許に伴う義務

　免許を取得した者に対しては，①籍の訂正，②登録の抹消，③死亡等の場合の登録の抹消，④免許証の書換交付，⑤免許証の再交付，⑥免許証の返納の義務が生じる（第3〜8条）．

4）免許の取消し，業務の停止，再免許及び再教育研修

　保健師，助産師もしくは看護師が欠格事由に至ったとき，もしくは保健師，助産師もしくは看護師としての品位を損するような行為のあったとき，厚生労働大臣は，①戒告，②3年以内の業務停止，③免許取消しのいずれかの処分をすることができる（第14条）．

　准看護師が欠格事由に至ったとき，もしくは准看護師としての品位を損するような行為のあったときは，都道府県知事は，①戒告，②3年以内の業務停止，③免許取消しのいずれかの処分をすることができる（第14条）．

　厚生労働大臣は，処分をしようとするときは，あらかじめ**医道審議会**の意見を聴かなければならない．また都道府県知事は，処分をしようとするときは，あらかじめ准看護師試験委員の意見を聴かなければならない（第14条）．

　処分を受けた者がその取消しの理由となった事項に該当しなくなった等の場合は，再免許を与えることができる．また，厚生労働大臣は再免許を受けようとする

者に対して，保健師等再教育研修を受けるよう命じることができる．同様に，都道府県知事は再免許を受けようとする者に対して，准看護師再教育研修を受けるよう命じることができる（第15条）．

5）国家試験の実施

保健師国家試験，助産師国家試験，看護師国家試験または准看護師試験は，それぞれ保健師，助産師，看護師または准看護師として必要な知識及び技能について，これを行う（第17条）．保健師国家試験，助産師国家試験及び看護師国家試験は，厚生労働大臣が，准看護師試験は，都道府県知事が，厚生労働大臣の定める基準に従い，毎年少なくとも一回これを行う（第18条）

（1）保健師国家試験の受験資格

保健師国家試験は，①文部科学大臣の指定した学校において1年以上保健師になるのに必要な学科を修めた者，②都道府県知事の指定した保健師養成所を卒業した者，③外国の学校もしくは養成所を卒業し，または外国において保健師免許に相当する免許を受けた者で，厚生労働大臣が前述の者と同等以上の知識及び技能を有すると認めたもののいずれかに該当する者でなければ，これを受けることができない（第19条）．

（2）助産師国家試験の受験資格

助産師国家試験は，①文部科学大臣の指定した学校において1年以上助産に関する学科を修めた者，②都道府県知事の指定した助産師養成所を卒業した者，③外国の学校もしくは養成所を卒業し，または外国において助産師免許に相当する免許を受けた者で，厚生労働大臣が前述の者と同等以上の知識及び技能を有すると認めたもののいずれかに該当する者でなければ，これを受けることができない（第20条）．

（3）看護師国家試験の受験資格

看護師国家試験は，①文部科学大臣の指定した学校教育法に基づく大学（短期大学を除く）において看護師になるのに必要な学科を修めて卒業した者，②文部科学大臣の指定した学校において3年以上看護師になるのに必要な学科を修めた者，③都道府県知事の指定した看護師養成所を卒業した者，④免許を得た後3年以上業務に従事している准看護師または学校教育法に基づく高等学校もしくは中等教育学校を卒業している准看護師で大学，学校または養成所において2年以上修業したもの，⑤外国の学校もしくは養成所を卒業し，または外国において看護師免許に相当する免許を受けた者で，厚生労働大臣が前述①〜③の者と同等以上の知識及び技能を有すると認めたもののいずれかに該当する者でなければ，これを受けることができない（第21条）．

(4) 准看護師国家試験の受験資格

准看護師試験は，①文部科学大臣の指定した学校において2年の看護に関する学科を修めた者，②都道府県知事の指定した准看護師養成所を卒業した者，③外国の学校もしくは養成所を卒業し，または外国において看護師免許に相当する免許を受けた者のうち，看護師国家試験の受験資格の⑤に該当しない者で，都道府県知事が適当と認めたもののいずれかに該当する者でなければ，これを受けることができない（第22条）．

6）臨床研修など

保健師，助産師，看護師及び准看護師は，免許を受けた後も**臨床研修**その他の研修を受け，その資質向上を図るように努めなければならない．

3. 業務と守秘義務

1）業務の制限

(1) 保健師業務の制限

保健師でない者は，保健師またはこれに類似する名称を用いて，**保健指導**に従事することを業としてはならない（第29条）．

(2) 助産師業務の制限

助産師でない者は，**助産**または**妊婦**，**褥婦**もしくは**新生児**の**保健指導**を行うことを業としてはならない．ただし，医師法の規定に基づいて行う場合は，この限りでない（第30条）．

(3) 看護師業務の制限

看護師でない者は，傷病者もしくは褥婦に対する療養上の世話または診療の補助を行うことを業としてはならない（第31条第1項本文）．

ただし，医師，歯科医師が医業，歯科医業として行う場合（第31条第1項ただし書），及び保健師，助産師が看護業務を業として行う場合（第31条第2項）は，看護業務の全部を行うことができる．

(4) 准看護師業務の制限

准看護師でない者は，医師，歯科医師または看護師の指示を受けて，傷病者もしくは褥婦に対する療養上の世話または診療の補助を行うことを業としてはならない．ただし，医師法または歯科医師法の規定に基づいて行う場合は，この限りでない（第32条）．

2）業務に伴う義務

業務に従事する保健師，助産師，看護師または准看護師は，2年ごとに氏名，住所その他厚生労働省令で定める事項を，就業地の都道府県知事に届け出なければならない（第33条）．

3）保健師に対する主治医または保健所長の指示

保健師は，**傷病者**の療養上の指導を行うに当たって主治の医師または歯科医師があるときは，その指示を受けなければならない（第35条）．また，その業務に関して就業地を管轄する保健所の長の指示を受けたときは，これに従わなければならない（第36条）．

4）医行為の禁止（業務の範囲）

保健師，助産師，看護師または准看護師は，主治の医師または歯科医師の指示があった場合を除き，診療機械の使用，医薬品の授与，医薬品についての指示等，衛生上危害を生ずるおそれのある行為をしてはならない．ただし，臨時応急の手当をし，または助産師がへその緒を切るなど当然に付随する行為をする場合は，この限りでない（第37条）．

5）業務上の秘密を守る義務

保健師，看護師または准看護師は，正当な理由がなく，その業務上知り得た人の秘密を漏らしてはならない．保健師，看護師または准看護師でなくなった後においても，同様である（第42条の2）．助産師の守秘義務は刑法134条に規定されている．

③ 臨床検査技師等に関する法律〔昭和33年 第24号〕

1. 目 的

臨床検査技師等に関する法律は，臨床検査技師の資格等を定め，もって医療及び公衆衛生の向上に寄与することを目的としている（第1条）．

2. 業 務

臨床検査技師は，医師または歯科医師の指示の下に，人体から排出され，または採取された検体の検査，及び**生理学的検査**を行うことができる（第2条）．また，保健師助産師看護師法の規定にかかわらず，診療の補助として，採血や検体採取を行うことができる（第20条の2）．

3. 免　許

　臨床検査技師の免許は，臨床検査技師国家試験に合格した者に対して与える（第3条）．受験資格は，①文部科学大臣が指定した学校または都道府県知事が指定した臨床検査技師養成所において3年以上検査に必要な知識及び技能を修得したもの，②大学において医学，歯学，獣医学または薬学の正規の課程を修めて卒業した者その他検体検査に必要な知識及び技能を有すると認められる者で，①に掲げる者と同等以上の知識及び技能を有すると認められるもの，③外国の検査に関する学校のしくは養成所を卒業し，または外国で臨床検査技師の免許に相当する免許を受けた者で，厚生労働大臣が①に掲げる者と同等以上の知識及び技能を有すると認めたもののいずれかに該当する者である（第15条）．なお，**欠格事由**は歯科衛生士法とほぼ同様である．

4. 衛生検査所の開設

　衛生検査所（検体検査を業として行う場所）を開設しようとする者は，その衛生検査所の所在地の都道府県知事の登録を受けなければならない（第20条の3）．

5. 業務に伴う義務

　臨床検査技師は，臨床検査技師の信用を傷つけるような行為をしてはならない（信用失墜行為の禁止）（第18条）．臨床検査技師は，正当な理由がなく，その業務上取扱ったことについて知り得た秘密を他に漏らしてはならない（秘密保持義務）（第19条）．

6. 名称の使用制限

　臨床検査技師でない者は，臨床検査技師という名称またはこれに紛らわしい名称を使用してはならない（第20条）．

4　診療放射線技師法〔昭和26年　第226号〕

1. 目　的

　診療放射線技師法は，診療放射線技師の資格を定めるとともに，その業務が適正に運用されるように規律し，もって医療及び公衆衛生の普及及び向上に寄与することを目的としている（第1条）．

2. 業　務

　診療放射線技師は，医師または歯科医師の指示の下に，放射線の人体に対する照射（撮影を含み，照射機器を人体内に挿入して行うものを除く）をすることができる（第2条の2）．また，診療の補助として，**磁気共鳴画像診断装置**，**超音波診断装置**その他の画像による診断を行うための装置であって，政令で定めるものを用いた検査を行うことができる（第24条の2）．なお，人体に放射線を照射できるのは，診療放射線技師の他は，医師もしくは歯科医師である（第24条）．

3. 免　許

　診療放射線技師になろうとする者は，診療放射線技師国家試験に合格し，厚生労働大臣の免許を受けなければならない（第3条）．受験資格は，①文部科学大臣が指定した学校または都道府県知事が指定した診療放射線技師養成所において，3年以上診療放射線技師として必要な知識及び技能の修習を終えたもの，②外国の診療放射線技術に関する学校もしくは養成所を卒業し，または外国で同等以上の学力及び技能を有すると厚生労働大臣がと認めたものいずれかに該当する者である（第20条）．なお，**欠格事由**は歯科衛生士法と同様である．

4. 業務上の制限

　診療放射線技師は，医師または歯科医師の具体的な指示を受けなければ，放射線の人体に対する照射をしてはならない（**特定行為**の制限）（第26条）．また，集団検診等の場合を除いて，病院または診療所以外の場所において業務を行ってはならない（第26条の2）．

5. 業務に伴う義務

　診療放射線技師は，放射線の人体に対する照射をしたときは，遅滞なく厚生労働省令で定める事項を記載した照射録を作成し，その照射について指示をした医師または歯科医師の署名を受けなければならない（第28条）．診療放射線技師は，正当な理由がなく，その業務上知り得た人の秘密を漏らしてはならない（**秘密保持義務**）（第29条）．

6. 名称の使用制限

　診療放射線技師でなければ，診療放射線技師という名称またはこれに紛らわしい名称を用いてはならない（第25条）．

⑤ 言語聴覚士法〔平成9年 第132号〕

1. 目 的

言語聴覚士法は，言語聴覚士の資格を定めるとともに，その業務が適正に運用されるように規律し，もって医療の普及及び向上に寄与することを目的としている（第1条）.

2. 業 務

言語聴覚士は，音声機能，言語機能または聴覚に障害のある者についてその機能の維持向上を図るため，**言語訓練**その他の訓練，これに必要な検査及び助言，指導その他の援助を行うことができる（第2条）. また，保健師助産師看護師法の規定にかかわらず，診療の補助として，医師または歯科医師の指示の下に，**嚥下訓練**，人工内耳の調整その他厚生労働省令で定める行為を行うことができる（第42条）.

3. 免 許

言語聴覚士になろうとする者は，言語聴覚士国家試験に合格し，厚生労働大臣の免許を受けなければならない（第3条）. 受験資格は，①文部科学大臣が指定した学校または都道府県知事が指定した言語聴覚士養成所において，3年以上言語聴覚士として必要な知識及び技能を修得したもの，②大学もしくは高等専門学校等で2年（高等専門学校は5年）以上修業し，かつ，言語聴覚士養成所において1年以上言語聴覚士として必要な知識及び技能を修得したもの，③大学もしくは高等専門学校等で1年（高等専門学校は4年）以上修業し，かつ，言語聴覚士養成所において2年以上言語聴覚士として必要な知識及び技能を修得したもの，④前各号に掲げる者と同等以上の能力を有する者である（第33条）.

4. 業務に伴う義務

言語聴覚士は，その業務を行うに当たっては，医師，歯科医師その他の医療関係者との緊密な連携を図り，適正な医療の確保に努めなければならない（第43条）.

言語聴覚士は，その業務を行うに当たって，音声機能，言語機能または聴覚に障害のある者に主治の医師または歯科医師があるときは，その指導を受けなければならない（第43条の2）.

言語聴覚士は，その業務を行うに当たっては，音声機能，言語機能または聴覚に障害のある者の福祉に関する業務を行う者その他の関係者との連携を保たなければならない（第43条の3）.

言語聴覚士は，正当な理由がなく，その業務上知り得た人の秘密を漏らしてはならない（**秘密保持義務**）（第44条）.

5. 名称の使用制限

言語聴覚士でない者は，言語聴覚士またはこれに紛らわしい名称を使用してはならない（第45条）.

⑥ 薬剤師法 〔昭和35年 法律第146号〕

1. 目的

薬剤師は，調剤，医薬品の供給，そのほか薬事衛生をつかさどることによって，公衆衛生の向上および増進に寄与し，もって国民の健康な生活を確保することを任務としている.

受験資格は，大学で6年間薬学の正規の課程を修めて卒業した者，または外国の薬学校を卒業し，もしくは外国の薬剤師免許を受けた者で，厚生労働大臣が大学卒業と同等以上の学力・技能を有すると認定したものとなっている.

2. 業務独占など

薬剤師でない者は，販売または授与の目的で調剤してはならない．ただし，医師・歯科医師が，自分で診療している患者から特に依頼されたときおよび臨時応急そのほか特別の事由があるときには，医師または歯科医師が自ら調剤しても差し支えないことになっている.

3. 名称独占

薬剤師でなければ，薬剤師またはこれと紛らわしい名称を用いてはならない.

4. 調剤に関する義務

調剤に従事する薬剤師は，調剤の求めがあった場合には，正当な理由がない限り，これを拒んではならない．薬剤師は，薬局以外の場所で販売または授与の目的で調剤してはならないただし，病院・診療所などでその病院・診療所などの医師・歯科医師または獣医師の処方せんによって調剤する場合などはこの限りでない（第21，22条）.

5. 処方せんによる調剤

薬剤師は，医師・歯科医師または獣医師の処方せんによらず販売または授与の目的で自分の判断で薬剤を処方して調剤することは許されない．また，処方せんの内容を変更することも，同様に禁じられており，例外的に許されるのは，処方せんに記載されている医薬品について，その処方せんを交付した医師などの同意を得た場合に限られる（第23条）．ジェネリック医薬品への変更は，この手続に基づいて行われる．

6. 処方せん中の疑問点の確認

薬剤師は，処方せん中に疑わしい点があるときは，その処方せんを交付した医師・歯科医師または獣医師に問い合わせて，その疑わしい点を確かめた後でなければ，調剤してはならない(第24条)．確認をせずに誤った処方のまま調剤した場合には，罰則がある（第32条）．

7. 調剤した薬剤に関する情報の提供

薬剤師は，調剤した薬剤の適正な使用のため販売・授与の目的で調剤したときは，患者または現にその看護に当たっている者に対し，必要な情報を提供し，必要な薬学的知見に基づく指導を行わなければならない．さらに，調剤した薬剤の適正な使用のため必要があると認める場合には，患者の当該薬剤の使用の状況を継続的かつ的確に把握するとともに，情報提供し，薬学的知見に基づく指導を行わなければならない（第25条の2）．これらは服薬指導とよばれており，調剤薬局が医療法における医療提供施設として扱われる理由となっている．また，この継続的把握と情報提供の手段として，お薬手帳がある．

8. 処方せんの保存期間

薬局の開設者は，**調剤済み処方せん**を**調剤済みになった日から3年間保存**しなければならない．
そのほかの規制として，薬局開設者は，薬局に調剤録を備え，一定事項をこれに記入する義務などがある（第26・27条）．

❼ その他の医療関係職種に係る法律

1. 理学療法士及び作業療法士法〔昭和40年　法律第137号〕

理学療法士及び作業療法士法は，理学療法士及び作業療法士の資格を定めるとともに，その業務が，適正に運用されるように規律し，もって医療の普及及び向上に寄与することを目的としている（第1条）．理学療法とは，身体に障害のある者に対し，主としてその基本的動作能力の回復を図るため，治療体操その他の運動を行わせ，及び電気刺激，マッサージ，温熱その他の物理的手段を加えることをいう（第2条）．また，作業療法とは，身体または精神に障害のある者に対し，主としてその応用的動作能力または社会的適応能力の回復を図るため，手芸，工作その他の作業を行わせることをいう（第2条の2）．

理学療法士は，医師の指示の下に，理学療法を行うことを業とする者である（第2条の3）．作業療法士は，医師の指示の下に，作業療法を行うことを業とする者である（第2条の4）．理学療法士または作業療法士は，保健師助産師看護師法の規定にかかわらず，診療の補助として理学療法または作業療法を行うことができる（第15条）．また，理学療法士が病院もしくは診療所において，または医師の具体的な指示を受けて，理学療法として行うマッサージについては，あん摩マッサージ指圧師，はり師，きゅう師等に関する法律の規定は適用されない（第15条の2）．

理学療法士または作業療法士になろうとする者は，理学療法士国家試験または作業療法士国家試験に合格し，厚生労働大臣の免許を受けなければならない．なお，欠格事由は歯科衛生士法とほぼ同様である．

理学療法士または作業療法士は，正当な理由がある場合を除き，その業務上知り得た人の秘密を他に漏らしてはならない（**秘密保持義務**）（第16条）．また，理学療法士でない者は，理学療法士という名称または機能療法士その他理学療法士にまぎらわしい名称を使用してはならない（第17条）．同様に，作業療法士でない者は，作業療法士という名称または職能療法士その他作業療法士にまぎらわしい名称を使用してはならない（第17条の2）．

2. 臨床工学技士法〔昭和62年　法律第60号〕

臨床工学技士法は，臨床工学技士の資格を定めるとともに，その業務が適正に運用されるように規律し，もって医療の普及及び向上に寄与することを目的とする（第1条）．

臨床工学技士は，医師の指示の下に，**生命維持管理装置**の操作及び保守点検を行うことを業とする者である（第2条の2）．生命維持管理装置とは，人の呼吸，循環または代謝の機能の一部を代替し，または補助することが目的とされている装置をいう（第2条）．臨床工学技士は，保健師助産師看護師法の規定にかかわらず，

診療の補助として生命維持管理装置の操作及び生命維持管理装置を用いた治療において当該治療に関連する医療用の装置（生命維持管理装置を除く）の操作が行える（第37条）.

臨床工学技士になろうとする者は，臨床工学技士国家試験に合格し，厚生労働大臣の免許を受けなければならない（第3条）. なお，欠格事由は歯科衛生士法とほぼ同様である（第4条）.

臨床工学技士は，医師の具体的な指示を受けなければ，厚生労働省令で定める生命維持管理装置の操作を行ってはならない（特定行為の制限）（第38条）. 臨床工学技士は，その業務を行うに当たっては，医師その他の医療関係者との緊密な連携を図り，適正な医療の確保に努めなければならない（第39条）. 臨床工学技士は，正当な理由がなく，その業務上知り得た人の秘密を漏らしてはならない（秘密保持義務）（第40条）. また，臨床工学技士でない者は，臨床工学技士またはこれに紛らわしい名称を使用してはならない（第41条）.

3. 栄養士法〔昭和22年　法律第245号〕

栄養士は，栄養の指導に従事することができる（第1条第1項）. また，管理栄養士は，療養のため必要な栄養の指導，個人の身体の状況，栄養状態等に応じた高度の専門的知識及び技術を要する健康の保持増進のための栄養の指導並びに特定多数人に対して継続的に食事を供給する施設における利用者の身体の状況,栄養状態,利用の状況等に応じた特別の配慮を必要とする給食管理及びこれらの施設に対する栄養改善上必要な指導等を行える（第1条第2項）.

栄養士の免許は，厚生労働大臣の指定した栄養士の養成施設において2年以上栄養士として必要な知識及び技能を修得した者に対して,都道府県知事が与える（第2条第1項）. 管理栄養士の免許は，管理栄養士国家試験に合格した者に対して，厚生労働大臣が与える（第2条第2項）. ただし，①罰金以上の刑に処せられた者,②業務に関し犯罪又は不正の行為があった者のいずれかに該当する者には，栄養士または管理栄養士の免許を与えないことがある（**欠格事由**）（第3条）. なお，管理栄養士国家試験は，栄養士であって①修業年限が2年である養成施設を卒業して栄養士の免許を受けた後厚生労働省令で定める施設において3年以上栄養の指導に従事した者，②修業年限が3年である養成施設を卒業して栄養士の免許を受けた後厚生労働省令で定める施設において2年以上栄養の指導に従事した者，③修業年限が4年である養成施設を卒業して栄養士の免許を受けた後厚生労働省令で定める施設において1年以上栄養の指導に従事した者，④管理栄養士養成施設を卒業した者のいずれかに該当するものでなければ，受けることができない（第5条の3）.

管理栄養士は,傷病者に対する療養のため必要な栄養の指導を行うに当たっては,主治の医師の指導を受けなければならない（第5条の5）. 栄養士でなければ，栄

養士またはこれに類似する名称を用いて栄養の指導に従事してはならない（第6条第1項）．管理栄養士でなければ，管理栄養士またはこれに類似する名称を用いて第1条第2項に規定する業務を行ってはならない（第6条第2項）．

▌4. 社会福祉士及び介護福祉士法〔昭和62年　法律第30号〕

　社会福祉士及び介護福祉士法は，社会福祉士及び介護福祉士の資格を定めて，その業務の適正を図り，もって社会福祉の増進に寄与することを目的としている（第1条）．

　社会福祉士は，専門的知識及び技術をもって，身体上もしくは精神上の障害があることまたは環境上の理由により日常生活を営むのに支障がある者の福祉に関する相談に応じ，助言，指導，福祉サービスを提供できる（第2条）．また，医師その他の保健医療サービスの提供者，福祉サービス関係者等との連絡及び調整その他の援助を行うことができる（第2条）．

　介護福祉士は，専門的知識及び技術をもって，身体上または精神上の障害があることにより日常生活を営むのに支障がある者につき心身の状況に応じた介護を行い，並びにその者及びその介護者に対して介護に関する指導を行える（第2条の2）．また，介護福祉士は保健師助産師看護師法の規定にかかわらず，介護の一環として医師の指示の下，**診療の補助として喀痰吸引**等を行うことができる（第48条の2）．

　社会福祉士試験に合格した者は，社会福祉士となる資格を有する（第4条）．介護福祉士試験に合格した者は，介護福祉士となる資格を有する（第39条）．ただし，①心身の故障により社会福祉士または介護福祉士の業務を適正に行うことができない者として厚生労働省令で定めるもの，②禁錮以上の刑に処せられ，その執行を終わり，または執行を受けることがなくなった日から起算して2年を経過しない者，③社会福祉または保健医療に関する法律で罰金の刑に処せられ，その執行を終わり，または執行を受けることがなくなった日から起算して2年を経過しない者，④社会福祉士または介護福祉士の登録を取消され，その取消しの日から起算して2年を経過しない者のいずれかに該当する者は，社会福祉士または介護福祉士となることができない（**欠格事由**）（第3条）．

　社会福祉士及び介護福祉士は，その担当する者が個人の尊厳を保持し，自立した日常生活を営むことができるよう，常にその者の立場に立って，誠実にその業務を行わなければならない（**誠実義務**）（第44条の2）．社会福祉士または介護福祉士は，社会福祉士または介護福祉士の信用を傷つけるような行為をしてはならない（**信用失墜行為**の禁止）．社会福祉士または介護福祉士は，正当な理由がなく，その業務に関して知り得た人の秘密を漏らしてはならない（**秘密保持義務**）．

　社会福祉士は，その業務を行うにあたっては，その担当する者に福祉サービス及びこれに関連する保健医療サービス，福祉サービス等が総合的かつ適切に提供されるよう，地域に即した創意と工夫を行いつつ，福祉サービス関係者等との連携を保

たなければならない（第47条）．また介護福祉士は，その業務を行うに当たっては，その担当する者に認知症であること等の心身の状況その他の状況に応じて，福祉サービス等が総合的かつ適切に提供されるよう，福祉サービス関係者等との連携を保たなければならない（第47条の2）．

　社会福祉士でない者は，社会福祉士という名称を使用してはならない（第48条）．同様に，介護福祉士でない者は，介護福祉士という名称を使用してはならない（第48条の2）．

5. 視能訓練士法〔昭和46年　法律第64号〕

　視能訓練士法は，視能訓練士の資格を定めるとともに，その業務が適正に運用されるように規律し，もって医療の普及及び向上に寄与することを目的としている（第1条）．

　視能訓練士は，医師の指示の下に，両眼視機能に障害のある者に対するその両眼視機能の回復のための矯正訓練及びこれに必要な検査を行うことができる（第2条）．また，医師の指示の下に，眼科に係る検査（人体に影響を及ぼす程度が高い検査を除く）を行うことができる（第17条）．なお，保健師助産師看護師法の規定にかかわらず，診療の補助として両眼視機能の回復のための矯正訓練及びこれに必要な検査並びに眼科検査も可能である（第17条の2）．

　視能訓練士になろうとする者は，視能訓練士国家試験に合格し，厚生労働大臣の免許を受けなければならない（第3条）．欠格事由は歯科衛生士法の場合とほぼ同じである．

　視能訓練士は，医師の具体的な指示を受けなければ，厚生労働省令で定める矯正訓練または検査を行ってはならない（特定行為の制限）（第18条）．視能訓練士は，正当な理由がある場合を除き，その業務上知り得た人の秘密を他に漏らしてはならない（秘密を守る義務）（第19条）．また，視能訓練士でない者は，視能訓練士という名称またはこれに紛らわしい名称を使用してはならない（名称の使用制限）（第20条）．

6 義肢装具士法〔昭和62年　法律第61号〕

　義肢装具士法は，義肢装具士の資格を定めるとともに，その業務が適正に運用されるように規律し，もって医療の普及及び向上に寄与することを目的としている（第1条）．

　義肢装具士は，医師の指示の下に，義肢及び装具の装着部位の採型並びに義肢装具の製作適合等を行うことができる（第2条の3）．また，保健師助産師看護師法の規定にかかわらず，診療の補助として義肢及び装具の装着部位の採型並びに義肢及び装具の身体への適合を行える（第37条）．

義肢装具士になろうとする者は，義肢装具士国家試験に合格し，厚生労働大臣の免許を受けなければならない（第3条）．**欠格事由**は歯科衛生士法の場合とほぼ同じである．

義肢装具士は，医師の具体的な指示を受けなければ，厚生労働省令で定める義肢及び装具の装着部位の採型並びに義肢及び装具の身体への適合を行ってはならない（**特定行為**の制限）（第38条）．義肢装具士は，正当な理由がなく，その業務上知り得た人の秘密を漏らしてはならない（秘密を守る義務）（第40条）．また，義肢装具士でない者は，義肢装具士またはこれに紛らわしい名称を使用してはならない（名称の使用制限）（第41条）．

7. あん摩マッサージ指圧師，はり師，きゅう師等に関する法律〔昭和22年　法律第217号〕

あん摩マッサージ指圧師，はり師，きゅう師等に関する法律で規定されている主な内容は次の通りである．

医師以外の者で，**あん摩，マッサージ**もしくは**指圧，はり**または**きゅう**を業としようとする者は，それぞれ，あん摩マッサージ指圧師免許，はり師免許またはきゅう師免許を受けなければならない（第1条）．

免許は，文部科学大臣の認定した学校や養成施設において解剖学，生理学，病理学，衛生学その他あん摩マッサージ指圧師，はり師またはきゅう師となるのに必要な知識及び技能を修得したものであって，あん摩マッサージ指圧師国家試験，はり師国家試験またはきゅう師国家試験に合格した者に対して，厚生労働大臣が与える（第2条）．**欠格事由**は歯科衛生士法の場合とほぼ同じである．

施術者は，外科手術を行い，または薬品を投与し，もしくはその指示をする等の行為をしてはならない（第4条）．あん摩マッサージ指圧師は，医師の同意を得た場合の外，脱臼または骨折の患部に施術をしてはならない（第5条）．はり師は，はりを施そうとするときは，はり，手指及び施術の局部を消毒しなければならない（第6条）．あん摩業，マッサージ業，指圧業，はり業もしくはきゅう業またはこれらの施術所に関して，①施術者である旨並びに施術者の氏名及び住所，②第1条に規定する業務の種類，③施術所の名称，電話番号及び所在の場所を表示する事項，④施術日または施術時間，⑤その他厚生労働大臣が指定する事項の4つを除いて広告をしてはならない（第7条）．施術者は，正当な理由がなく，その業務上知り得た人の秘密を漏らしてはならない（第7条の2）．

8. 柔道整復師法〔昭和45年　法律第19号〕

柔道整復師法は，柔道整復師の資格を定めるとともに，その業務が適正に運用されるように規律することを目的としている（第1条）．

柔道整復師は，**柔道整復**を業とできる（第2条）．柔道整復師の免許は，柔道整復師国家試験に合格した者に対して，厚生労働大臣が与える（第3条）．**欠格事由**は歯科衛生士法の場合とほぼ同じである．

　医師である場合を除き，柔道整復師でなければ，業として柔道整復を行ってはならない（第15条）．

　柔道整復師は，外科手術を行い，または薬品を投与し，もしくはその指示をする等の行為をしてはならない（第16条）．また，医師の同意を得た場合を除いて，脱臼または骨折の患部に施術をしてはならない（第17条）．ただし，応急手当をする場合はこの限りでない（第17条）．

　柔道整復師は，正当な理由がなく，その業務上知り得た人の秘密を漏らしてはならない（第17条の2）．

　柔道整復の業務または施術所に関しては，①柔道整復師である旨並びにその氏名及び住所，②施術所の名称，電話番号及び所在の場所を表示する事項，③施術日または施術時間，④その他厚生労働大臣が指定する事項の4つを除いて広告をしてはならない（第24条）．

その他の関係法規

到達目標

❶ 地域包括ケアシステムの定義を説明できる.
❷ 地域包括ケアシステムの植木鉢の図を説明できる.
❸ 地域保健に関連する法規を概説できる.
❹ 歯科口腔保健の推進に関する法律を理解できる.
❺ その他の衛生法規を概説できる.

❶ 地域包括ケアシステム

1. 背景

　わが国は，諸外国に例をみない早さで少子高齢化が進展している．高齢者の尊厳の保持と自立生活の支援の目的のもとで，可能な限り住み慣れた地域で，自分らしい暮らしを人生の最期まで続けることができるよう，いわゆる団塊の世代（第二次世界大戦終戦後の1947年から1949年に生まれた出生数の多い世代）が，後期高齢者となる2025年を節目の年とし，地域の包括的な支援・サービス提供体制（地域包括ケアシステム）の構築が進められている．

　2025年は目前であり，団塊の世代のジュニアが前期高齢者となる2040年が新たな節目年とされている．

　地域包括ケアシステムの概念は，1970年代に広島県公立みつぎ総合病院の山口昇医師により提唱された．その概念は，約40年を経て，「地域における医療及び介護の総合的な確保の促進に関する法律（医療介護総合確保法）〔平成元年法律第64号／2014（平成26）年改正〕の条文に反映されている．

2. 定義

　地域における医療及び介護の総合的な確保の促進に関する法律では「地域包括ケアシステム」を次のように定義している．

第二条
この法律において「地域包括ケアシステム」とは地域の実情に応じて，高齢者が，可能な限り，住み慣れた地域でその有する能力に応じ自立した日常生活を営むこと

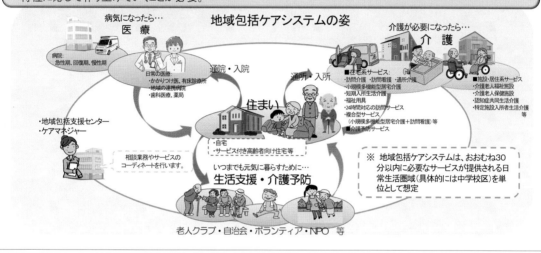

地域包括ケアシステムの構築について

○ 団塊の世代が75歳以上となる2025年を目途に，重度な要介護状態となっても住み慣れた地域で自分らしい暮らしを人生の最後まで続けることができるよう，医療・介護・予防・住まい・生活支援が包括的に確保される体制（地域包括ケアシステム）の構築を実現。

○ 今後，認知症高齢者の増加が見込まれることから，認知症高齢者の地域での生活を支えるためにも，地域包括ケアシステムの構築が重要。

○ 人口が横ばいで75歳以上人口が急増する大都市部，75歳以上人口の増加は緩やかだが人口は減少する町村部等，高齢化の進展状況には大きな地域差。

○ 地域包括ケアシステムは，保険者である市町村や都道府県が，地域の自主性や主体性に基づき，地域の特性に応じて作り上げていくことが必要。

図 3-1　地域包括ケアシステムの姿

老健局振興課：介護予防日常生活支援事業の基本的な考え方．厚生労働省，https://www.mhlw.go.jp/stf/seisakunitsuite/bunya/hukushi_kaigo/kaigo_koureisha/chiiki-houkatsu/

ができるよう，医療，介護，介護予防（要介護状態若しくは要支援状態の軽減若しくは悪化の防止をいう．），住まい及び自立した日常生活の支援が包括的に確保される体制をいう．

この定義を図示したものが**図 3-1** である．

3　地域包括ケアシステムの「植木鉢」

　地域包括ケアシステムの構成要素を示すものして，地域包括ケア研究会が作成した植木鉢の図が広く知られている．「皿」は，すべての基礎となる，本人の選択と本人・家族の心構えを表す．「鉢」は，生活の基盤となる，すまいとすまい方を表す．植木鉢の養分である「土」は，介護予防や幅広い生活支援を表す．「葉」は，医療や介護の専門的なサービスを表す．「葉」を育てるには，土，鉢，皿がしっかりとしていることが必要である（**図 3-2**）．

　また，地域包括ケア研究会は，地域包括ケアシステムを支える「自助・互助・共

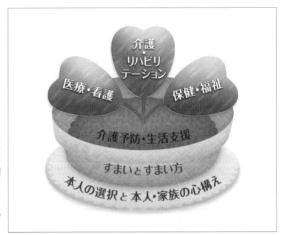

図3-2 地域包括ケアシステムの「植木鉢」
(地域包括ケア研究会：地域包括ケアシステムと地域マネジメント，平成27年度老人保健健康増進等事業地域包括ケアシステムに向けた制度及びサービスのあり方に関する研究事業報告書，三菱UFJリサーチ＆コンサルティングング，平成28（2016）年3月より）
https://www.murc.jp/sp/1509/houkatsu/houkatsu_01.html

助・公助」の区分を示している．

「自助」自分のことを自分でする．自らの健康管理．市場サービスの購入
「互助」ボランティア活動，住民組織の活動
「共助」介護保険に代表される社会保険制度及びサービス
「公助」一般財源による高齢者福祉事業等，生活保護

　地域包括ケアシステムは，制度面では介護保険事業計画の策定者である市町村と医療計画の策定者である都道府県が地域の特性に応じて作りあげていくことが必要である．

4. 地域包括支援センター

🔗 Link
地域包括支援センター
p.123

　地域包括支援センターは介護保険法によって設置され，地域の総合相談支援，権利擁護，包括的・継続的ケアマネジメント支援，介護予防ケアマネジメントの役割を担っている．市町村または市町村の委託による社会福祉法人等が運営している．

5. 地域ケア会議

　地域ケア会議は介護保険法に規定され，地域包括支援センターまたは市町村が主催し，多職種の協働による個別ケースの支援を通じて，個別課題の解決や地域課題の把握等を行う．
　主な構成職種は，自治体職員，介護支援専門員，介護事業者，民生委員，理学療法士，作業療法士，言語聴覚士，医師，歯科医師，薬剤師．看護師，管理栄養士，歯科衛生士である．

6. 日常生活圏域

地域包括ケアシステムは，おおむね30分以内に必要なサービスが提供される**日常生活圏域**（具体的には中学校区を想定）としている．

（地域医療構想）

地域医療構想とは，医療法の二次医療圏を基本とする「構想区域」ごとに，高度急性期，急性期，回復期，慢性期の4つの機能ごとに必要量を推計し，病床の機能分化と連携を進めるものである．一般的には，高度急性期と急性期は過剰，回復期と慢性期が不足している．

② 地域保健に関する法律

地域保健に関する法律には，地域保健対策や国民の健康の増進等を総合的に推進するものとして地域保健法および健康増進法がある．これに対し，母子保健法，学校保健安全法および労働安全衛生法などは対象者を明確にした措置などが規定されている．ここでは地域保健活動の基盤となっている法律を中心に解説する（**表3-1**）．

1. 地域保健法〔昭和22年　法律第101号〕

1）法律の目的および基本的な指針

この法律は，地域保健対策の推進に関する基本指針，保健所の設置などの地域保健対策の推進に関する基本的な事項を定めることにより，母子保健法などの地域保健に関する法律による対策の総合的な推進を確保し，地域住民の健康の保持増進に

表3-1　地域保健に関する法律の管轄省庁，関連組織・団体および対象者について

法律	管轄省庁	関連組織・団体	対象者
地域保健法	厚生労働省	国，地方公共団体（都道府県，市町村等）	地域住民
健康増進法	厚生労働省	国，地方公共団体（都道府県，市町村等），健康増進事業実施者，医療機関，その他関係者	国民
母子保健法	厚生労働省	国，地方公共団体（都道府県，市町村等）	妊産婦，乳幼児
学校保健安全法	文部科学省	国，都道府県教育委員会，市町村教育委員会，保健所等	学校に在学する幼児，児童，生徒，学生学校職員
労働安全衛生法	厚生労働省	国，都道府県労働局，労働基準監督署	労働者，事業者
精神保健福祉法（精神保健及び精神障害者福祉に関する法律）	厚生労働省	国，地方公共団体（都道府県，市町村等）	国民，精神障害者

寄与することを目的とする（第1条）．厚生労働大臣は，地域保健対策の円滑な実施及び総合的な推進を図るため，地域保健対策の推進に関する基本的な指針を定め，これを公表しなければならない（第4条）．基本的な指針は，①地域保健対策の推進の基本的な方向，②保健所及び市町村保健センターの整備及び運営，③地域保健対策に係る人材の確保及び資質の向上並びに人材確保支援計画の策定，④地域保健に関する調査及び研究，⑤社会福祉等の関連施策との連携などである．1994（平成6）年の改正前は保健所法という名称であった．

2）市町村，都道府県および国の役割

　市町村（特別区を含む）は，地域保健対策が円滑に実施できるように，必要な施設の整備，人材の確保及び資質の向上などに努めなければならない．都道府県は必要な施設の整備，人材の確保及び資質の向上，調査研究，市町村の求めに応じ，必要な技術的援助を与えることに努めなければならない．国は地域保健に関する情報の収集，整理及び活用，調査研究，人材の育成及び資質の向上，市町村及び都道府県に対し，必要な技術的及び財政的援助を与えることに努めなればならない（第3条）．

3）保健所

　保健所は，都道府県，地方自治法で定める指定都市や中核市，その他の政令で定める市または特別区が設置する．都道府県が設置する保健所は，保健医療や社会福祉に係る施設との有機的な連携を図るため，医療法で定める区域（二次医療圏）及び介護保険法で定める区域（高齢者福祉圏）を考慮し，所管区域を設定しなければならない（第5条）．

　保健所は，企画，調整，指導及びこれらに必要な事業を行う（第6条，**表3-2**）．これら事業のほか，地域住民の健康の保持及び増進を図るため必要があるときは，次の事業を行うことができる．①地域保健に関する情報収集，整理及び活用，②地域保健に関する調査及び研究，③歯科疾患などの厚生労働大臣が指定する疾病の治療，④試験及び検査の実施，医師，歯科医師，薬剤師などに試験及び検査に関する施設を利用させることである（第7条）．また，都道府県の設置する保健所は，市町村の地域保健対策の実施に関し，市町村相互間の連携調整や市町村の求めに応じた技術的助言，市町村職員の研修などの必要な援助を行うことができる（第8条）．

　保健所には，政令（地域保健法施行令）で定めるところにより，所長，その他，所要の職員を置く（第10条）．なお，地域保健法施行令第5条では，医師，歯科医師，薬剤師，獣医師，保健師，助産師，看護師，診療放射線技師，臨床検査技師，管理栄養士，栄養士，歯科衛生士，統計技術者，その他，保健所の業務を行うために必要な者のうち，当該保健所を設置する地方公共団体の長が必要と認める職員を置くものとされている．保健所の所管区域内の地域保健及び保健所の運営に関する事項を審議させるため，当該地方公共団体の条例で定めるところにより，保健所に，

表 3-2　保健所の事業（地域保健法第 6 条）

①地域保健に関する思想の普及及び向上に関する事項
②人口動態統計その他地域保健に係る統計に関する事項
③栄養の改善及び食品衛生に関する事項
④住宅，水道，下水道，廃棄物の処理，清掃その他の環境の衛生に関する事項
⑤医事及び薬事に関する事項
⑥保健師に関する事項
⑦公共医療事業の向上及び増進に関する事項
⑧母性及び乳幼児並びに老人の保健に関する事項
⑨歯科保健に関する事項
⑩精神保健に関する事項
⑪治療方法が確立していない疾病その他の特殊の疾病により長期に療養を必要とする者の保健に関する事項
⑫感染症その他の疾病の予防に関する事項
⑬衛生上の試験及び検査に関する事項
⑭その他地域住民の健康の保持及び増進に関する事項

運営協議会を置くことができる（第 11 条）．

4）市町村保健センター

　市町村は，**市町村保健センター**を設置することができる．市町村保健センターは，住民に対し，健康相談，保健指導及び健康診査，その他，地域保健に関し必要な事業を行うことを目的とする施設とする（第 18 条）．国は人材の確保または資質の向上を支援する必要がある町村が市町村保健センターを整備しようとするときは，その整備が円滑に実施されるように適切な配慮をするものとされている（第 20 条）．さらに，都道府県は，地域保健対策の実施に当たり人材の確保または資質の向上を支援する必要がある町村について，町村の申出に基づき，人材確保支援計画を定めることができる（第 21 条）．

2. 健康増進法〔平成 14 年　法律第 103 号〕

1）法律の目的

　この法律は，国民の健康の増進の総合的な推進に関し基本的な事項を定めるとともに，国民の栄養の改善などの国民の健康の増進を図るための措置を講じることによって国民保健の向上を図ることを目的とする（第 1 条）．

2）国民，国および地方公共団体，健康増進事業実施者の責務

　国民は自らの健康状態を自覚するとともに健康の増進に努めなければならない（第 2 条）．国及び地方公共団体は，健康の増進に関する正しい知識の普及，健康の増進に関する情報の収集，整理，分析及び提供，研究の推進，健康の増進に係る

表3-3　厚生労働大臣が定める基本指針（健康増進法第7条）

①国民の健康増進の推進に関する基本的な方向
②国民の健康増進の目標に関する事項
③都道府県・市町村健康増進計画の策定に関する事項
④国民健康・栄養調査等の健康の増進に関する調査及び研究に関する事項
⑤健康増進事業実施者間における連携・協力に関する事項
⑥食生活，運動，休養，飲酒，喫煙，歯の健康等生活習慣に関する正しい知識の普及に関する事項
⑦その他国民の健康増進の推進に関する重要事項

人材の養成及び資質の向上を図り，健康増進事業実施者などの関係者に対する必要な技術的援助に努めなければならない（第3条）．健康増進事業実施者（保険者，事業者，市町村，学校等）は，健康教育，健康相談その他，国民の健康の増進のために必要な事業を積極的に推進するよう努めなければならない（第4条）．

3）基本方針，健康増進計画および健康診査などの指針

厚生労働大臣は，国民の健康の増進の総合的な推進を回るための基本的な方針（基本方針）を定める（第7条，**表3-3**）．都道府県は国の基本方針を勘案して都道府県健康増進計画を定め，市町村は国の基本方針及び都道府県健康増進計画を勘案して，市町村健康増進計画を定めるよう努めるものとする（第8条）．また，厚生労働大臣は，健康診査の実施，結果の通知，健康手帳の交付などの指針を定めるとされている（第9条）．

4）国民健康・栄養調査，食事摂取基準

厚生労働大臣は，国民の身体の状況，栄養摂取量及び生活習慣の状況を明らかにするため，**国民健康・栄養調査**を実施する（第10条）．また，国及び地方公共団体は，国民の生活習慣と生活習慣病との相関関係を明らかにするため，生活習慣病の発生の状況の把握に努めなければならない（第16条）．さらに厚生労働大臣は，国民健康・栄養調査等の調査及び研究成果に基づき食事による栄養摂取量の基準（食事摂取基準）を定めるとされている（第16条の2）．

5）保健指導，検診等

市町村は，住民の健康の増進を図るため，医師，歯科医師，薬剤師，保健師，管理栄養士，歯科衛生士などの職員に栄養の改善，その他の生活習慣の改善に関する事項について，必要な栄養指導，その他の保健指導，これらに付随する業務を行わせる（第17条）．都道府県，保健所を設置する市及び特別区は，特に専門的な知識及び技術を必要とする栄養指導や保健指導及びこれらの業務に付随する業務を行う（第18条）．また，市町村は，厚生労働省令（健康増進法施行規則）で定める健康増進事業（**歯周疾患検診**，骨粗鬆症検診，肝炎ウイルス検診，がん検診など）

の実施に努める（第19条の2）.

6）受動喫煙の防止

国及び地方公共団体は，望まない**受動喫煙**が生じないよう，受動喫煙に関する知識の普及，受動喫煙の防止に関する意識の啓発，受動喫煙の防止に必要な環境の整備等の措置を総合的かつ効果的に推進するよう努めなければならない（第25条）. また，国，都道府県，市町村，多数の者が利用する施設及び旅客運送事業自動車等の管理権原者（施設の管理について権原を有する者）その他の関係者は，望まない受動喫煙が生じないよう，受動喫煙を防止するための措置の総合的かつ効果的な推進を図るため，相互に連携を図りながら協力するよう努めなければならない（第26条）. また，何人も特定施設等（学校，病院，児童福祉施設，行政機関の庁舎等の多数の者が利用する施設など）の喫煙禁止場所以外の場所において喫煙をする際，望まない受動喫煙を生じさせることがないよう周囲の状況に配慮しなければならない（第27条）.

7）特別用途表示

販売に供する食品に，乳児用，幼児用，妊産婦用，病者用その他内閣府令で定める特別の用途に適する旨の表示（特別用途表示）をしようとする者は，内閣総理大臣の許可を受けなければならない（第43条）.

3. 母子保健法〔昭和40年　法律第141号〕

1）法律の目的

この法律は，母性ならびに乳児及び幼児の健康の保持及び増進を図るため，母子保健に関する原理を明らかにするとともに，保健指導，健康診査，医療，その他の措置を講じることによって国民保健の向上に寄与することを目的とする（第1条）. 母性は尊重され，かつ，保護されなければならず（第2条），乳児及び幼児は心身ともに健全な人として成長してゆくためにその健康が保持され，かつ，増進されなければならないとされている（第3条）.

2）用語の定義

この法律において，「**妊産婦**」とは妊娠中または出産後1年以内の女子，「**乳児**」とは1歳に満たない者，「**幼児**」とは満1歳から小学校就学の始期に達するまでの者，「**保護者**」とは親権を行う者，未成年後見人その他の者で乳児または幼児を現に監護する者，「**新生児**」とは出生後28日を経過しない乳児，「**未熟児**」とは身体の発育が未熟のまま出生した乳児であって，正常児が出生時に有する諸機能を得るに至るまでのものと定義されている（第6条）.

3）母子保健の向上に関する措置

　都道府県及び市町村は，母子保健に関する知識の普及に努めなければならない（第9条）．また，市町村は，妊娠，出産，育児に関する保健指導を行い，または医師，歯科医師，助産師もしくは保健師による保健指導を受けることを勧奨しなければならない（第10条）．市町村長は，育児上必要があると認めるときは，医師，保健師，助産師に新生児の訪問指導を行わせるものとする（第11条）．市町村は「満1歳6か月を超え満2歳に達しない幼児」及び「満3歳を超え満4歳に達しない幼児」に対し，健康診査を行わなければならない（第12条）．また，市町村は必要に応じ，妊産婦または乳幼児に対して，健康診査を行いまたは健康診査を受けることを勧奨しなければならない（第13条）．

　妊娠した者は，速やかに市町村長に**妊娠の届出**をする（第15条）．市町村は，妊娠の届出をした者に対して，**母子健康手帳**を交付しなければならない（第16条）．健康診査を行った市町村の長は，保健指導を要する者については，医師，助産師，保健師またはその他の職員をして，その妊産婦を訪問させて必要な指導を行わせる（第17条）．体重が2,500グラム未満の乳児が出生したときは，保護者は速やかに，乳児の現在地の市町村に届け出なければならない（第18条）．市町村長は区域内に現在地を有する未熟児について，養育上必要があると認めるときは，医師，保健師，助産師などの職員を訪問させ，指導を行わせる（第19条）．また，市町村は入院が必要な未熟児に対し養育に必要な医療（養育医療）の給付を行うことができる（第20条）．その他，医療施設の整備（第20条の2），調査研究の推進（第20条の3）などが規定されている．

4. 学校保健安全法〔昭和33年　法律第56号〕

1）法律の目的

　この法律は，学校における児童生徒等及び職員の保健管理に関し必要な事項と学校における安全管理に関し必要な事項を定めることによって，学校教育の円滑な実施とその成果の確保に資することの目的とする（第1条）．2009（平成21）年4月の改正前には学校保健法という名称であった．

2）用語の定義

　この法律で「学校」とは，学校教育法に規定する学校であり，「児童生徒等」とは学校に在学する幼児，児童，生徒または学生をいう（第2条）．

3）学校保健の管理運営等

　学校の設置者は，その設置する学校の児童生徒等および職員の心身の健康の保持増進を図るため，当該学校の施設及び設備並びに管理運営体制の整備充実その他の必要な措置を講ずるよう努めるものとする（第4条）．学校は，児童生徒等及び職

員の健康診断，環境衛生検査，児童生徒等に対する指導などの保健に関する事項について計画（学校保健計画）を策定し，実施しなければならない（第5条）．文部科学大臣は，学校における換気，採光，照明，保温，清潔保持などの環境衛生に係る事項について，望ましい基準（学校環境衛生基準）を定め，学校の設置者は，その基準に基づき設置する学校の適切な環境の維持に努めなければならない（第6条）．学校には，健康診断，健康相談，保健指導，救急処置などの保健に関する措置を行うため，保健室を設ける（第7条）．

4）健康相談，健康診断

　学校では，児童生徒等の心身の健康に関し，健康相談を行う（第8条）．養護教諭，その他の職員は，児童生徒等の心身の状況を把握し，健康上の問題があると認めるときは，当該児童生徒等に対して必要な指導を行い，その保護者に対して必要な助言を行う（第9条）．市町村（特別区）教育委員会は，当該市町村の区域内に住所を有する者の就学に当たって健康診断（就学時健康診断）を行わなければならない（第11条）．就学時健康診断の結果に基づき，治療の勧告や保健上必要な助言を行うほか義務の猶予もしくは免除または特別支援学校への就学に関し指導を行うなどの適切な措置をとらなければならない（第12条）．

　学校では，毎学年定期に児童生徒等の健康診断を行わなければならず，必要があるときは臨時に児童生徒等の健康診断を行う（第13条）．健康診断の結果に基づき，疾病の予防処置を行い，または治療を指示し，ならびに運動及び作業を軽減するなどの適切な措置をとらなければならない（第14条）．学校の設置者は，毎学年定期に学校職員の健康診断を行わなければならず，また，必要があるときは臨時に学校職員の健康診断を行う（第15条）．学校の設置者は，学校職員の健康診断の結果に基づき，治療を指示し及び勤務を軽減するなど適切な措置をとらなければならない（第16条）．

5）感染症の予防

　校長は，児童生徒等が感染症に罹患しているとき，罹患の疑いやおそれがあるときは，政令（学校保健安全法施行令）で定めるところにより，出席を停止させることができる（第19条）．また，学校の設置者は，感染症の予防上必要があるときは，臨時に，学校の全部または一部の休業を行うことができる（第20条）．

6）学校医，学校歯科医，学校薬剤師

　学校には学校医を置き，大学以外の学校には学校歯科医及び学校薬剤師を置く．学校医，学校歯科医及び学校薬剤師は，学校における保健管理に関する専門的事項に関し技術及び指導に従事し，それぞれの職務執行の準則は，文部科学省令（学校保健安全法施行規則）で定める（第23条）．

7）学校安全

学校の設置者は，児童生徒等の安全の確保を図るため，危険を防止し，危険または危害が現に生じた場合において適切に対処することができるよう，施設，設備，管理運営体制の整備充実その他の必要な措置を講ずるよう努める（第26条）．学校は，児童生徒等の安全の確保を図るため，施設及び設備の安全点検，児童生徒等に対する通学を含めた学校生活や日常生活における安全に関する事項について計画（学校安全計画）を策定し，これを実施しなければならない（第27条）．その他，危険等発生時対処要領の作成等（第29条），地域関係機関等との連携（第30条）について規定している．

5. 労働安全衛生法〔昭和47年法律第57号〕

1）法律の目的

この法律は，労働基準法と相まって，労働災害の防止に関する危険防止基準の確立，責任体制の明確化，自主的活動の促進を講ずる等，総合的計画的な対策を推進することにより職場における労働者の安全と健康を確保するとともに，快適な職場環境の形成を促進することを目的とする（第1条）．

2）用語の定義

労働災害とは，労働者の就業に係る建設物，設備，原材料，ガス，蒸気，粉じんなどにより，または作業行動，その他業務に起因して，労働者が負傷し，疾病にかかり，または死亡することをいう（第2条）．その他，労働者，事業者，化学物質，作業環境測定について定義している．

3）安全衛生管理体制

安全衛生管理体制として，総括安全衛生管理者，**衛生管理者，産業医及び衛生委員会**などについて規定しており，いずれも政令（労働安全衛生法施行令）で定める事業場の規模等によって選任または設置の基準が示されている．常時50人以上の労働者を使用する事業場では，衛生管理者及び産業医を選任し，衛生委員会を設置しなければならない．衛生管理者は，労働者の危険又は健康障害を防止するための措置，労働者の安全または衛生のための教育の実施，健康診断の実施などの健康の保持増進のための措置，労働災害の原因の調査及び再発防止対策に関することのうち，衛生に係る技術的事項を管理する（第12条）．産業医は，労働者の健康管理などを行うが，厚生労働省令で定める要件を備えた者でなければならない．産業医は労働者の健康を確保するため必要があると認めるときは，事業者に対し必要な勧告をすることができ，事業者は産業医の勧告を受けたときは，これを尊重しなければならない（第13条）．衛生委員会は，労働者の健康障害の防止や健康の保持増進を図るための基本対策，労働災害の原因及び再発防止対策で衛生に係ることなど

について調査審議を行う（第18条）．

4）健康障害を防止するための措置
　事業者は，次の健康障害を防止するため必要な措置を講じなければならないとされている（第22条）．
①原材料，ガス，蒸気，粉じん，酸素欠乏空気，病原体などによる健康障害
②放射線，高温，低温，超音波，騒音，振動，異常気圧などによる健康障害
③計器監視，精密工作などの作業による健康障害
④排気，排液または残さい物による健康障害

5）健康の保持増進のための措置
　事業者は労働者に対し厚生労働省令（労働安全衛生規則）で定めるところにより，医師による健康診断を行わなければならない．労働安全衛生規則では，雇入時の健康診断，定期健康診断，特定業務従事者の健康診断，海外派遣労働者の健康診断の実施などについて規定している．また，事業者は有害な業務に従事する労働者に対し，医師による特別の項目についての健康診断と歯科医師による健康診断を行わなければならない（第66条）．有害な業務に従事する労働者に対しては，原則として雇入れ時，配置替えの際，および6か月以内ごとに1回，健康診断を実施しなければならないとされている．事業者は健康診断の結果についての医師または歯科医師の意見を勘案し，必要があると認めるときは，労働者の実情を考慮して，就業場所の変更，作業の転換，労働時間の短縮，深夜業の回数の減少などの措置を講ずることなどが規定されている（第66条の5）．事業者は健康診断の結果，特に健康の保持に努める必要があると認める労働者に対し，医師または保健師による保健指導を行うように努めなければならず，労働者は通知された健康診断の結果及び保健指導を利用して，その健康の保持に努めるものとされている（第66条の7）．その他の規程として，作業環境測定（第65条），作業の管理（第65条の3），作業時間の制限（第65条の4），面接指導等（第66条の8），健康管理手帳（第67条），病者の就業禁止（第68条），受動喫煙の防止（第68条の2），健康教育等（第69条）などがある．第70条の2に基づき「事業場における労働者の健康保持増進のための指針」（THP指針）が厚生労働大臣により公表されている．この指針では，労働者の心身の健康問題に対処するために，事業場において，すべての労働者を対象として心身両面の総合的な健康の保持増進を図ることが必要であるとされている．

6. 精神保健及び精神障害者福祉に関する法律
（精神保健福祉法）〔昭和25年　法律第123号〕

1）法律の目的
　この法律は，精神障害者の医療及び保護を行い，その社会復帰の促進及びその自

立と社会経済活動への参加の促進のために必要な援助を行い，発生の予防その他国民の精神的健康の保持増進に努めることによって，精神障害者の福祉の増進と国民の精神保健の向上を図ることを目的としている（第1条）．

2）用語の定義

　この法律において「精神障害者」とは，統合失調症，精神作用物質による急性中毒またはその依存症，知的障害，精神病質，その他の精神疾患を有する者をいう(第5条)．

3）精神保健福祉センター，精神保健指定医

　都道府県は，精神保健の向上と精神障害者の福祉の増進を図るため，**精神保健福祉センター**を設置する．当該センターは，精神保健及び精神障害者の福祉に関する知識の普及を図り，調査研究を行い，相談及び指導のうち複雑または困難なものを行う（第6条）．また，厚生労働大臣は，その申請に基づき，精神障害の診断または治療に従事した知識経験が一定水準以上にある者を精神保健指定医に指定する（第18条）．

4）精神科病院，精神科救急医療の確保

　都道府県は精神科病院を設置しなければならない（第19条の7）．都道府県知事は，国や都道府県などの地方公共団体以外の者が設置した精神科病院であって，厚生労働大臣の定める基準に適合する場合は，設置者の同意を得て，都道府県が設置する精神科病院に代わる施設（指定病院）として指定することができる（第19条の8）．都道府県は，精神障害の救急医療が適切かつ効率的に提供されるように夜間または休日において精神障害の医療を必要とする精神障害者またはその家族などの関係者からの相談に応ずること，精神障害の救急医療を提供する医療施設相互間の連携を確保することなどの地域の実情に応じた体制の整備を図るように努めるものとされている（第19条の11）．

5）医療および保護

　精神科病院での入院医療については，任意入院，措置入院，医療保護入院及び応急入院が規定されている．任意入院は，精神障害者自身の同意に基づいて行われる入院である（第21条）．措置入院（知事による入院措置）は，2名以上の精神保健指定医の診察の結果，精神障害者であり，自傷他害のおそれがあると認めたときに都道府県知事が入院させることができる（第29条）．医療保護入院（家族等の同意による入院）は，精神保健指定医による診察の結果，任意入院が行われる状態にないと判定された精神障害者について，患者の家族などの同意があるときは，本人の同意がなくても入院させることができる（第33条）．応急入院は，急を要し，家族などの同意を得ることができない場合において，精神保健指定医の診察の結果，精神障害者であり，直ちに入院させなければ医療及び保護を図るうえで著しく支障があり，任意入院が行われる状態にないと判定されたものについて，本人の同意が

なくても72時間以内に限り，入院させることができる（第33条の7）．

③ 歯科口腔保健の推進に関する法律

（歯科口腔保健法）〔平成23年　法律第95号〕

2008（平成20）年以降，多くの地方自治体で歯科保健に関する条例が制定された．その流れの中，口腔の健康が国民が健康で質の高い生活を営むうえで基礎的かつ重要な役割を果たすこと，国民の日常生活での歯科疾患予防の取組が口腔の健康保持に有効なことから，歯科疾患の予防等による口腔の健康の保持を推進するために本法律は制定された．健康増進法とは別に，歯科独自の保健に関する法整備がされたこととなる．健康増進法が健康日本21の根拠法とされるが，健康日本21の目標値のうち，歯の健康の目標値は本法で定める歯科口腔保健の推進に関する基本的事項を元にしている．

1. 目的

この法律は，口腔の健康の保持の推進に関し，基本理念を定め，国及び地方公共団体の責務等を明確にし，施策の基本事項を定める等により，歯科口腔保健を推進に関する施策を総合的に進め，国民保健の向上に寄与することを目的としている（第1条）．成人・産業保健分野を中心に，歯科保健対策の法的基盤が脆弱であるとの問題意識への対応や口腔の健康と全身の健康の関係に関する知見が一般にも共有されてきたことが，法制定の背景要因となっていた．

2. 基本理念

🔗 **Link**
歯科口腔保健の推進に関する法律
「保健生態学」参照

歯科口腔保健の推進に関する施策は，次に掲げる事項を基本として行う（第2条）．
① 国民が，生涯にわたって日常生活において歯科疾患の予防に向けた取組を行うとともに，歯科疾患を早期に発見し，早期に治療を受けることを促進すること．
② 乳幼児期から高齢期までのそれぞれの時期における口腔とその機能の状態及び歯科疾患の特性に応じて，適切かつ効果的に歯科口腔保健を推進すること．
③ 保健，医療，社会福祉，労働衛生，教育その他の関連施策の有機的な連携を図りつつ，その関係者の協力を得て，総合的に歯科口腔保健を推進すること．

3. 責務

国及び地方公共団体は，歯科口腔保健施策の策定と実施する責務を有する（第3条）．歯科医療または保健指導に従事する者は，他の関連業務に従事する者との緊

密な連携を図りつつ，適切にその業務を行い，国及び地方公共団体の施策に協力するよう努めるものとされている（第4条）．国民の健康の保持増進のために必要な事業を行う者は，国及び地方公共団体が歯科口腔保健の推進に関して講ずる施策に協力する努力義務がある（第5条）．国民は，歯科口腔保健に関する正しい知識を持ち，生涯にわたって自ら歯科疾患の予防に向けた取組を行うなど，歯科口腔保健に努めるものとされている（第6条）．

4. 施策

歯科口腔保健に関する知識等の普及啓発（第7条），定期的に歯科検診を受けること等の勧奨（第8条）障害者等が定期的に歯科検診を受けること等のための施策（第9条），歯科疾患の予防のための措置（第10条），口腔の健康に関する調査及び研究の推進（第11条），歯科口腔保健の推進に関する基本的事項の策定（第12条）が規定されている．健康日本21（第2次）の目標値は第12条の基本的事項と調和を保ちながら設定されたものである．

5. 口腔保健支援センター

都道府県，保健所を設置する市及び特別区は，**口腔保健支援センター**を設けることができる．上記の施策の実施のため，歯科医療等業務に従事する者等に対する情報の提供，研修の実施その他の支援を行う機関である（第15条）．

④　薬事に関連する法規

医療機関における医薬品や医療機器の安全使用のための対策は医療法に基づき行われているが，医薬品や医療機器等の製造，輸入，販売などに係る規制は，医薬品，医療機器等の品質，有効性及び安全性に関する法律（医薬品医療機器等法）に基づき行われている．また，医薬品や医療機器等の使用によって生じた健康被害などの報告についても，製品の品質や安全性に関連した問題であることから，同法に医療関係者などによる報告義務が定められている．その他，覚せい剤などの薬物の濫用による保健衛生上の危害を防止する観点から，各種の関連法規で取締りが行われている．

1. 医薬品，医療機器等の品質，有効性及び安全性に関する法律（医薬品医療機器等法）〔昭和35年　法律第145号〕

1）法律の目的

この法律は，医薬品，医薬部外品，化粧品，医療機器及び再生医療等製品の品質，

有効性，安全性の確保を行うこと，これらの製品の使用による保健衛生上の危害の発生及び拡大の防止のために必要な規制を行うこと，指定薬物（いわゆる危険ドラッグ）の規制に関する措置を講じること，医療上の必要性が特に高い医薬品，医療機器，再生医療等製品の研究開発の促進のために必要な措置を講じることによって，保健衛生の向上を図ることを目的としている（第1条）．2014（平成26）年11月の改正前には薬事法という名称であった．

2）用語の定義

医薬品医療機器等法で使用される用語は第2条で定義されている．

「**医薬品**」とは，①日本薬局方に収められている物，②人または動物の疾病の診断，治療または予防に使用されることが目的とされている物，③人または動物の身体の構造または機能に影響を及ぼすことが目的とされている物（②③いずれも医薬部外品，化粧品，医療機器，再生医療等製品を除く）と定義されている．なお，①に示す「**日本薬局方**」とは第41条に基づき厚生労働大臣が公示する医薬品の規格基準書のことであり，令和4年8月現在，第十八改正日本薬局方が告示されている．

「**医薬部外品**」は人体に対する作用が緩和なものであり，機械器具等は除かれる．その定義は，①吐きけ，その他の不快感または口臭もしくは体臭の防止，あせも，ただれなどの防止，脱毛の防止，育毛または除毛に用いる物，②人または動物の保健のためにするねずみ，はえ，蚊，のみ，その他，これらに類する生物の防除の目的のために使用される物，③医薬品の目的のために使用する物のうち，厚生労働大臣が指定するものとされている．薬用歯磨剤は③に該当する．

「**化粧品**」とは，人の身体を清潔にし，美化し，魅力を増し，容貌を変え，または皮膚もしくは毛髪を健やかに保つために，身体に塗擦，散布，その他これらに類似する方法で使用されることが目的とされている物で，人体に対する作用が緩和なものである．

「**医療機器**」とは，人もしくは動物の疾病の診断，治療もしくは予防に使用されること，または人もしくは動物の身体の構造もしくは機能に影響を及ぼすことが目的とされている機械器具等であって，政令で定めるものとされており，再生医療等製品に該当する品目は除かれる．なお，医療機器は副作用または機能の障害が生じた場合のリスクの程度に応じて，「高度管理医療機器」，「管理医療機器」，「一般医療機器」に区分されている．高度管理医療機器には歯科インプラントなどの侵襲性の高い品目，管理医療機器には歯科用金属材料などの生体組織と接触するような品目が該当する．なお，一般医療機器には人体へのリスクがきわめて低いエックス線フイルムなどの品目が該当する．また，医療機器のうち，保守点検，修理その他の管理に専門的な知識及び技能を必要とすることからその適正な管理が行われなければ疾病の診断，治療または予防に重大な影響を与えるおそれがあるものとして，厚生労働大臣が薬事・食品衛生審議会の意見を聴いて指定するものを「**特定保守管理医療機器**」という．

「**再生医療等製品**」とは，①人または動物の身体の構造または機能の再建，修復または形成，人または動物の疾病の治療または予防に使用されることが目的とされている物のうち，人または動物の細胞に培養，その他の加工を施したもの，②人または動物の疾病の治療に使用されることが目的とされている物のうち，人または動物の細胞に導入され，これらの体内で発現する遺伝子を含有させたものとされている．再生医療を保険診療で行うために製品として製造販売することを目的としている．

「**指定薬物**」とは，中枢神経系の興奮もしくは抑制または幻覚の作用を有する蓋然性が高く，かつ，人の身体に使用された場合に保健衛生上の危害が発生するおそれがある物として，厚生労働大臣が薬事・食品衛生審議会の意見を聴いて指定するもので，いわゆる**危険ドラッグ**といわれるものである．

3) 医薬品，医療機器等の製造販売の承認

医薬品，医薬部外品，化粧品の一部，医療機器の製造販売をしようとする者は，品目ごとにその製造販売についての厚生労働大臣の承認を受けなければならないと規定されており（第14条，第23条の2の5），これらの承認のための審査関連業務は独立行政法人医薬品医療機器総合機構（**PMDA**）が行っている（第14条の2，第23条の2の7）．

4) 治験

治験とは，本法による医薬品，医療機器，再生医療等製品の承認申請に必要な臨床試験をいう（第2条の17）．治験の実施基準は本法の省令である，医薬品の臨床試験の実施の基準に関する省令に規定されている．この実施基準は，世界医師会（WMA）の声明であるヘルシンキ宣言に基づき作成された医薬品規制調和国際会議（ICH）のガイドラインであるICH-GCPを元にしている．

5) 医薬品の区分と販売

医師や歯科医師による処方せんが必要な医薬品については，処方せんの交付を受けた者以外の者に対して，正当な理由なく，厚生労働大臣の指定する医薬品を販売し，または授与してはならない（第49条）．処方せんを必要としない医薬品として，要指導医薬品と一般用医薬品が規定されている．**要指導医薬品**は適正な使用のために薬剤師の対面による指導が必要なもの，**一般用医薬品**は効能・効果において人体に対する作用が著しくないもので，需要者の選択により使用されることが目的とされている（第4条）．要指導医薬品は処方せん医薬品から転換して間もない製品（スイッチOTCともよばれる）や劇薬が該当することが多く，対面販売しなければならない．一般用医薬品（OTCともよばれる）についてはインターネットによる販売も認められている．なお，一般用医薬品については，副作用などが生じた場合の健康被害のリスクの程度に応じて，第一類医薬品，第二類医薬品および第三類医薬品に区分されている（第36条の7）．

6）毒薬および劇薬の取扱い

　毒薬とは，毒性の強い抗がん剤などが該当し，その直接の容器または直接の被包に，**黒地に白枠，白字**をもって，その品名および**「毒」の文字が記載**されていなければならない．

　劇薬とは，劇性の強い麻酔薬などが該当し，その直接の容器または直接の被包に，**白地に赤枠，赤字**をもって，その品名および**「劇」の文字が記載**されていなければならない（第44条）．毒薬・劇薬を取扱う者は，ほかの物と区別して貯蔵し，または陳列しなければならなず，また，毒薬を貯蔵・陳列する場所には鍵を施さなければならない（第48条）．

7）薬局の開設・管理

　薬局とは，薬剤師が販売・授与の目的で調剤を行い，薬剤・医薬品の適正な使用に必要な情報を提供し，薬学的知見に基づく指導を行う場所（病院・診療所・飼育動物診療施設の調剤所を除く）と定義されている（第2条）．

　薬局を開設する場合は，所在地の都道府県知事（保健所を設置する市または特別区の区域内の場合は市長または区長）の許可を受けなければならない（第4条）．また，薬局にはその薬局を実地に管理する薬剤師を置かなければならない（第7条）．

8）副作用などの報告

　医薬品，医薬部外品，医療機器，再生医療等製品の製造販売業者などは，副作用などによるものと疑われる疾病，障害または死亡の発生，感染症の発生などを知っ

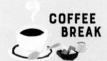

COFFEE BREAK　毒物及び劇物取締法

　この法律は，毒物と劇物について，保健衛生上の見地から必要な取締を行うことを目的としています（第1条）．毒物はフッ化水素，水銀，砒素など27品目と政令（毒物及び劇物指定令）に定めるもの，劇物は硫酸，塩化水素など93品目と政令（毒物及び劇物指定令）となっていて，医薬品である毒薬・劇薬とは異なる規制となっており，注意が必要です．

　毒物劇物営業者は，毒物または劇物を直接取扱う製造所，営業所または店舗ごとに，専任の毒物劇物取扱責任者を置き，保健衛生上の危害防止に当たらせることが規定されています（第7条）．ま

た，毒物劇物営業者および特定毒物研究者は，毒物・劇物の盗難や紛失を防ぐために必要な措置を講じなければならず，毒物・劇物の容器・被包に，「医薬用外」の文字，毒物については赤地に「毒物」の白文字，劇物については白地に「劇物」の赤文字を表示しなければならないと定められています（第11条，第12条）．その他，毒物劇物営業者は，18歳未満の者，心身の障害により毒物・劇物による保健衛生上の危害の防止の措置を適正に行うことができない者，麻薬，大麻，あへん，または覚せい剤の中毒者に対して，毒物・劇物を交付してはならないとされています（第15条）．

たときは，厚生労働大臣に報告しなければならない．また，病院，診療所，薬局などの開設者，医師，歯科医師，薬剤師などの医薬関係者についても，同様な報告をしなければならない（第68条の10）．当然，歯科衛生士もこの医薬関係者に含まれると考えられる．

9）医薬品などの広告規制

医薬品などの広告については，明示的であると暗示的であるとを問わず，名称，製造方法，効能，効果，性能に関して，虚偽・誇大な記事を広告し，記述し，または流布してはならない．また，効能，効果，性能について，医師などがこれを保証したものと誤解されるおそれがある記事を広告し，記述し，または流布してはならない（第66条）．

2. その他の薬事衛生法規

1）麻薬及び向精神薬取締法〔昭和28年　法律第14号〕

この法律は，麻薬（コカイン，モルヒネなど）および向精神薬（フェノバルビタール，オキサゾラムなど）の輸入，輸出，製造，製剤，譲渡などについて必要な取締りを行うこと，麻薬中毒者について必要な医療を行うなどの措置を講ずることなどによって，麻薬及び向精神薬の濫用による保健衛生上の危害を防止し，公共の福祉の増進を図ることを目的としている（第1条）．

麻薬は，中枢神経を麻痺させ，強い麻酔・鎮痛作用がある．医療用鎮痛薬として使用されるモルヒネは天然麻薬であり，がんなどの耐え難い痛みにも用いられている．また，コカインも天然麻薬で局所麻酔に使用されている．合成麻薬にも医療用鎮痛薬のフェンタニルやペチジンなどがあるが，LSDやMDMAなど多くの合成麻薬は医療用ではなく，薬物乱用等の違法行為で問題となっている．麻薬は依存性があることから，医療用麻薬は病院や薬局で厳重に管理されている．

麻薬取扱者は麻薬業務所ごとに，麻薬輸入業者，麻薬輸出業者，麻薬製造業者などは厚生労働大臣から，麻薬施用者，麻薬管理者などは都道府県知事から，免許を受ける必要がある．このうち，麻薬施用者の免許は，医師・歯科医師・獣医師，麻薬管理者の免許は，医師・歯科医師・獣医師・薬剤師が受けることができる（第3条）．麻薬施用者以外の者による麻薬の施用，施用のための交付，麻薬を記載した処方せんの交付を禁止している（第27条）．また，複数の麻薬施用者が診療に従事する麻薬診療施設には麻薬管理者1人を置かなければならず（第33条），麻薬の保管については，麻薬以外の医薬品（覚せい剤を除く）と区別し，鍵をかけた堅固な設備内に貯蔵して行わなければならない（第34条）．

向精神薬取扱者は免許が必要であり，向精神薬の輸入業者，輸出業者，製造業者などの免許は厚生労働大臣が，向精神薬小売業者などの免許は都道府県知事が，向精神薬営業所ごとに行うとされている（第50条）．

医師は，受診者が麻薬中毒者であると診断したときは，すみやかにその者の居住地の都道府県知事に届け出なければならない（第58条の2）．都道府県知事は，麻薬中毒者またはその疑いのある者について必要があると認めるときは，指定する精神保健指定医に，その者を診察させることができ（第58条の6），精神保健指定医の診察の結果，当該受診者が麻薬中毒者であり，入院させなければ麻薬などの施用を繰り返すおそれが著しいと認めたときは，麻薬中毒者医療施設に入院させて必要な医療を行うことができる（第58条の8）．

2）大麻取締法〔昭和23年　法律第124号〕

大麻とは，大麻草（カンナビス・サティバ・エル）およびその製品をいう．ただし，大麻草の成熟した茎およびその製品（樹脂を除く），大麻草の種子およびその製品を除く（第1条）．

大麻取扱者として大麻栽培者および大麻研究者があり，いずれも都道府県知事の免許を受ける必要がある．大麻栽培者とは，繊維もしくは種子を採取する目的で，大麻草を栽培する者，大麻研究者とは，大麻を研究する目的で大麻草を栽培し，または大麻を使用する者とされている（第2条）．

大麻は，幻覚作用や中枢抑制作用をもたらす成分を含んでおり，摂取すると独特の心地よさやリラックス感があるといわれている．薬理的には，心拍数の増加や結膜の充血，食欲の冗進，口渇，頻尿，悪心，嘔吐などの作用をもたらす．大麻は身体的・精神的な影響のほか，コカインやLSDなどより強力な薬物を使用するきっかけとなる「ゲートウェイ・ドラッグ」であることも問題とされている．大麻の栽培や所持，売買などは法律で禁止されているが，麻薬や覚せい剤と異なり，使用には罰則規定がない．国内の薬物事犯では，例年，覚せい剤に次いで多く，2020（令和2）年は約31％を占めている．

大麻取扱者以外の大麻の所持，栽培，譲受，譲渡，研究のための使用の禁止（第3条），厚生労働大臣が認めた場合以外の大麻の輸入及び輸出の禁止，大麻から製造された医薬品の施用，施用のための交付及び施用を受けることの禁止（第4条）を規定している．また，大麻栽培者が大麻を大麻取扱者以外の者に譲渡すること，都道府県知事の許可を受けた場合以外に大麻栽培者が栽培地外へ大麻を持ち出すことを禁止している（第13条，第14条）．

3）あへん法〔昭和29年　法律第71号〕

この法律は，医療・学術研究の用に供するあへんの供給の適正を図るため，国があへんの輸入，輸出，収納，売渡を行い，あわせて，けしの栽培，あへん・けしがらの譲渡，譲受，所持等について必要な取締を行うことを目的としている（第1条）．あへんの輸入，輸出，けし耕作者及び甲種研究栽培者からの一手買取や，麻薬製造業者,麻薬研究施設の設置者への売渡は,国に専属すると規定されている（第2条）．

けし栽培者でなければけしを栽培してはならず（第4条），けし耕作者または甲

種研究栽培者でなければ，あへんを採取してはならない（第5条）．

けし耕作者，甲種研究栽培者，麻薬製造業者，麻薬研究者，麻薬研究施設の設置者でなければ，あへんを所持してはならず（第8条），あへん・けしがらの吸食は禁止されている（第9条）．

4）覚せい剤取締法〔昭和26年　法律第252号〕

この法律は，覚せい剤の濫用による保健衛生上の危害を防止するため，覚せい剤及び覚せい剤原料の輸入，輸出，所持，製造，譲渡，譲受及び使用に関して必要な取締を行うことを目的としている（第1条）

覚せい剤は，中枢神経を興奮させ，眠気を覚ましたり，疲労感を軽減したりする作用がある．覚せい剤の種類にはアンフェタミンとメタンフェタミンがる．効果が切れると，激しい脱力感，疲労感におそわれ，高い依存性があり，慢性中毒になると幻覚や妄想が現れ，中毒性精神病になりやすく，使用をやめても再燃（フラッシュバック）することがある．2020（令和2）年の国内の薬物事犯は1.9万件を超えていますが，そのうち約63％程度は覚せい剤に関する事案となっている．

覚せい剤製造業者の指定は製造所ごとに厚生労働大臣が，覚せい剤施用機関の指定は病院もしくは診療所ごとにその所在地の都道府県知事が，一定の資格を有するものから適当と認めるものについて行うこととされている．このうち，覚せい剤施用機関については，精神科病院，その他，診療上覚せい剤の施用を必要とする病院または診療所から指定される（第3条）．

覚せい剤については，輸入および輸出の禁止（第13条），所持の禁止（第14条），製造の禁止及び制限（第15条），譲渡および譲受の制限および禁止（第17条），使用の禁止（第19条），施用の制限（第20条），広告の制限（第20条の2）を規定している．

❺ その他の衛生法規

1. 食品衛生法〔昭和22年　法律第233号〕

1）法律の目的

この法律は，食品の安全性の確保のために公衆衛生の見地から必要な規制その他の措置を講ずることにより，飲食に起因する衛生上の危害の発生を防止し，もって国民の健康の保護を図ることを目的とする（第1条）．

2）国および都道府県等の責務

国，都道府県，保健所を設置する市及び特別区は，食品衛生に関する正しい知識の普及，食品衛生に関する情報の収集，整理，分析及び提供，食品衛生に関する研

究の推進，食品衛生に関する検査の能力の向上ならびに食品衛生の向上にかかわる人材の養成及び資質の向上を図るために必要な措置を講じなければならない（第2条）.

3）用語の定義

この法律で食品とは，すべての飲食物（医薬品医療機器等法に規定する医薬品，医薬部外品及び再生医療等製品を除く）であり，添加物とは，食品の製造の過程において，または食品の加工もしくは保存の目的で，食品に添加，混和，浸潤その他の方法によって使用する物をいう（第4条）.

4）食品および添加物の基準および表示

販売の用に供する食品または添加物の採取，製造，加工，使用，調理，貯蔵，運搬，陳列及び授受は，清潔で衛生的に行われなければならい（第5条）. 腐敗・変敗したものや未熟なもの，有毒もしくは有害な物質が含まれるもの，病原微生物により汚染されたもの，不潔，異物の混入または添加したもの等の食品や添加物は，販売，製造，輸入，加工，調理，貯蔵，陳列等をしてはならない（第6条）.

厚生労働大臣は，薬事・食品衛生審議会の意見を聴いて，販売の用に供する食品もしくは添加物の製造，加工，使用，調理もしくは保存の方法につき基準を定め，またはそれらの成分につき規格を定めることができる(基準に合わないものの販売，輸入は禁止)（第13条）. 販売の用に供する食品及び添加物に関する表示の基準については，食品表示法で定めるところによる（第19条）. 食品，添加物，器具または容器包装に関しては，公衆衛生に危害を及ぼすおそれがある虚偽のまたは誇大な表示または広告をしてはならない（第20条）.

5）食品衛生管理者

乳製品と特に衛生上の考慮を必要とする粉乳，食肉製品，食用油脂，マーガリンなどの食品または添加物の製造または加工を行う営業者は，その製造または加工を衛生的に管理させるため，医師，歯科医師，薬剤師または獣医師その他一定の資格のある専任の食品衛生管理者を置かなければならない.（第48条）.

6）食中毒の届出等

食中毒患者等を診断し，またはその死体を検案した医師は，直ちに最寄りの保健所長にその旨を届け出なければならない. 保健所長は，届出を受けたときその他食中毒患者等が発生していると認めるときは，速やかに都道府県知事等に報告するとともに，政令で定めるところにより，調査しなければならない（第63条）.

2. 感染症の予防及び感染症の患者に対する医療に関する法律（感染症法）〔平成10年 法律第114号〕

1）法律の目的

　この法律は，感染症の予防と患者に対する医療に関し必要な措置を定めることにより，感染症の発生を予防し，まん延の防止を図り，もって公衆衛生の向上及び増進を図ることを目的としている（第1条）．本法の前身である伝染病予防法は，1897（明治30）年に制定された．近年になり出現した多くの新たな感染症に対応するために，伝染病予防法を廃止し，性病予防法およびエイズ予防法と統合して1998（平成10）年に本法が制定された．さらに2006（平成18）年には結核予防法が統合された．

2）用語の定義

　感染症とは，一類から五類の感染症，新型インフルエンザ等感染症，指定感染症及び新感染症をいう．一類感染症としてエボラ出血熱やクリミア・コンゴ出血熱など，二類感染症として急性灰白髄炎や結核など，三類感染症としてコレラや細菌性赤痢など，四類感染症として黄熱やマラリアなど，五類感染症としてインフルエンザ（鳥インフルエンザ，新型インフルエンザを除く），梅毒や後天性免疫不全症候群（AIDS）などが掲げられている（第6条）．

3）基本指針等

　厚生労働大臣は，感染症の予防の総合的な推進を図るための基本的な指針（基本指針）を，都道府県は，基本指針に即して，感染症の予防のための施策の実施に関する計画（予防計画）を定めなければならない（第9条，第10条）．

4）感染症に関する情報の収集および公表

　感染症に関して，医師の届出，獣医師の届出，感染症の発生の状況及び動向の把握，感染症の発生の状況，動向及び原因の調査，情報の公表などを規定している．医師は一類から四類の感染症の患者，無症状病原体保有者，新感染症にかかっていると疑われる者を診断したときは直ちに，五類感染症の患者及び一部の無症状病原体保有者を診断した場合は7日以内に，その者の氏名，年齢，性別などを最寄りの保健所長を経由して都道府県知事に届け出なければならない（第12条）．都道府県知事は，感染症の発生を予防し，または感染症の発生の状況，動向及び原因を明らかにするため必要があると認めるときは，当該職員に一類から五類感染症もしくは新型インフルエンザ等感染症等の患者，疑似症患者もしくは無症状病原体保有者などの関係者に質問させ，または必要な調査をさせることができる（第15条）．厚生労働大臣及び都道府県知事は，収集した感染症に関する情報について分析を行い，感染症の発生の状況，動向及び原因に関する情報ならびに当該感染症の予防及

び治療に必要な情報を新聞，放送，インターネット，その他適切な方法により積極的に公表しなければならない（第16条）.

5）その他の規定

健康診断（第17条），就業制限（第18条），入院（第19条），感染症の病原体に汚染された場所の消毒（第27条），ねずみ族，昆虫等の駆除（第28条），感染症指定医療機関（第38条），新型インフルエンザ等感染症の発生及び実施する措置等に関する情報の公表（第44条の2），新感染症の発生及び実施する措置等に関する情報の公表（第44条の6），新感染症に係る健康診断（第45条），結核に関する定期の健康診断（第53条の2），結核登録票（第53条の12）などについて規定している.

3. 予防接種法〔昭和23年　法律第68号〕

この法律は，伝染のおそれがある疾病の発生・まん延を予防するために，公衆衛生の見地から予防接種の実施その他必要な措置を講ずることによって，国民の健康の保持に寄与するとともに，予防接種による健康被害の迅速な救済を図ることを目的としている（第1条）.市町村長に本法に規定する定期の予防接種と臨時の予防接種の実施を義務づけるものである（第5条，第6条）.予防接種には，社会防衛的な目的をもつA類疾病と，個人の発症・重症化予防を目的としたB類疾病が規定されている（第2条）.A類疾病については，予防接種を受けることを市町村長・都道府県知事は勧奨し（第8条），対象者は予防接種を受けることが努力義務とされている（第9条）.B類疾病については，接種は任意となっている.この他，本法に基づく予防接種による健康被害の救済措置が規定されている（第15条）.

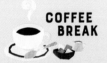

COFFEE BREAK　歯科医師による新型インフルエンザ等の検査のための検体採取と予防接種

2020（令和2）年，新型コロナウイルス感染症のまん延に伴い，歯科医師は研修を受けることで検体採取とワクチン接種を行うことができると厚生労働省から示され，実施されました.これは「医師法」に規定される医師による医業の業務独占の違法性阻却の考え方にのっとって認められたものです.しかし，法的な位置づけが十分でないことから，2022（令和4）年に「感染症の予防及び感染症の患者に対する医療に関する法律等の一部を改正する法律」が成立し，「新型インフルエンザ等対策特別措置法」改正によって，2024（令和6）年4月1日から，厚生労働大臣および都道府県知事の要請により，歯科医師は医師の診療の補助としてこれらの行為を行うことができると法律に規定されました.診療の補助は「保健師助産師看護師法」に看護師の業務独占と規定されていますので，歯科衛生士の歯科診療の補助と同様，看護師の業務独占の除外規定となっています.

4. 検疫法〔昭和26年　法律第201号〕

　この法律は，国内に常在しない感染症の病原体が船舶・航空機を介して国内に侵入することを防止するとともに，船舶・航空機に関してその他の感染症の予防に必要な措置を講ずることを目的としている（第1条）．対象とする感染症（検疫感染症という）は，感染症の予防及び感染症の患者に対する医療に関する法律に規定される一類感染症，新型インフルエンザ等感染症その他政令で定めるものである（第2条）．疑似症，無症状病原体保有者に対しても本法の規定が適用される（第2条の2）．検疫を受けた後でなければ船舶・航空機は入港・着陸・着水してはならず（第4条），何人も上陸してはならず，物を陸揚げしてはならない（第5条）．検疫所長は検疫感染症に関する診察・検査または死体の解剖を行い，または検疫官にこれを行わせることができる（第13条）．検疫を行い，患者を発見した場合には，隔離，停留，消毒等の防疫措置を行う（第14条，第15条，第16条）．

5. 廃棄物の処理及び清掃に関する法律（廃棄物処理法）
〔昭和45年　法律第137号〕

1）法律の目的

　この法律は，廃棄物の排出を抑制し，及び廃棄物の適正な分別，保管，収集，運搬，再生，処分等の処理をし，並びに生活環境を清潔にすることにより，生活環境の保全及び公衆衛生の向上を図ることを目的としている（第1条）．

2）用語の定義

　廃棄物については，次のように定義されている（第2条）．

廃棄物：ごみ，粗大ごみ，燃え殻，汚泥，ふん尿，廃油，廃酸，廃アルカリ，動物の死体その他の汚物または不要物であって，固形状または液状のものをいう（放射性物質及びこれによって汚染された物を除く）．

一般廃棄物：産業廃棄物以外の廃棄物をいう．

特別管理一般廃棄物：一般廃棄物のうち，爆発性，毒性，感染性その他の人の健康または生活環境に係る被害を生ずるおそれがある性状を有するものとして政令（廃棄物処理法施行令）で定めるものをいう．

産業廃棄物：事業活動に伴って生じた廃棄物のうち，燃え殻，汚泥，廃油，廃酸，廃アルカリ，廃プラスチック類その他政令で定める廃棄物および輸入された廃棄物並びに入国する者が携帯する廃棄物をいう．

特別管理産業廃棄物：産業廃棄物のうち，爆発性，毒性，感染性その他の人の健康または生活環境に係る被害を生ずるおそれがある性状を有するものとして政令で定めるものをいう（**図3-3**）．

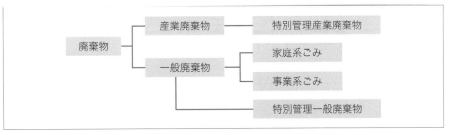

図3-3　廃棄物の分類

3）廃棄物の処理

　市町村は，一般廃棄物処理計画に従って，その区域内における一般廃棄物を生活環境の保全上支障が生じないうちに収集し，これを運搬し，及び処分しなければならない（第6条の2）．事業者は，その産業廃棄物を自ら処理しなければならない（第11条）．事業者は，自らその産業廃棄物および特別管理産業廃棄物の運搬または処分を行う場合には，政令で定めるそれらの収集，運搬及び処分に関する基準に従わなければならない．また，事業者は，特別管理産業廃棄物の運搬または処分を他人に委託する場合には，発生から最終処分が終了するまでの一連の処理工程における処理が適正に行われるために必要な措置を講ずるように努めなければならない（第12条）．産業廃棄物を生ずる事業者は，その運搬または処分を他人に委託する場合には，環境省令（廃棄物処理法施行規則）で定めるところにより，産業廃棄物の引渡しと同時に運搬を受託した者に対し，産業廃棄物の種類及び数量，運搬または処分を受託した者の氏名または名称その他定める事項を記載した**産業廃棄物管理票**を交付しなければならない．そして，産業廃棄物の処分を受託した者は，処分を終了したときは，定める期間内に，処分を委託した管理票交付者に管理票の写しを送付しなければならない．管理票交付者は，管理票の写しの送付を受けたときは，受けた日から定める期間（**5年間**）保存するとともに，管理票に関する報告書を作成し，これを都道府県知事に提出しなければならない（第12条の3）．

4）特別管理産業廃棄物管理責任者

　特別管理産業廃棄物を排出する事業所には，**特別管理産業廃棄物管理責任者**を置かなければならない（第12条の2第8項）．歯科衛生士は医師・歯科医師・看護師らとならび，その資格をもって任に当たることができる．

参考文献

1) 厚生労働省：介護予防日常生活支援事業の基本的な考え方. https://www.mhlw.go.jp/stf/seisakunitsuite/bunya/hukushi_kaigo/kaigo_koureisha/chiiki-houkatsu/　2022/07/26 アクセス

2) 地域包括研究会：地域包括ケアシステムと地域マネジメント，平成27年度老人保健健康増進等事業地域包括ケアシステムに向けた制度及びサービスのあり方に関する研究事業報告書. 三菱 UFJ リサーチ＆コンサルティングング，平成28（2016）年3月. https://www.murc.jp/sp/1509/houkatsu/houkatsu_01.html　2022/07/26 アクセス

❶ 日本国憲法第25条で示す社会保障の種類について列挙できる.
❷ 社会保険の種類とその特徴について概説できる.
❸ 医療保険の種類とその法律について概説できる.
❹ 介護保険制度の仕組みについて概説できる.
❺ 年金保険,労働法規と労働保険について概説できる.
❻ 歯科衛生士に関係する社会福祉について概説できる.

① 社会保障とは

　社会保障とは,**日本国憲法第25条(表4-1)**で示す国民の**生存権の確保**のために,国家レベルで行う保障のことである.

　具体的には,社会保障制度の中で,子どもからお年寄りまでのすべての国民の「安心」と生活の「安定」を生涯にわたって支えるために,「**①社会保険(年金・医療・介護)**」,「**②社会福祉**」,「**③公的扶助(生活保護)**」,「**④保健医療・公衆衛生**」を通して,国と都道府県や市町村などがそれぞれに役割を担いながら連携して実施する制度である(**図4-1**).

　わが国の社会保障は,1946(昭和21)年11月に制定された日本国憲法第25条が基礎となり,1950(昭和25)年に,内閣の社会保障制度審議会が示した「社会保障制度に関する勧告」(**表4-2**)に従って,その後に導入された国民皆年金や国民皆保険体制により社会保障制度の基盤が築かれ,逐次制度改革を継続しながら社会保障の体系が整備されてきた.

表4-1　日本国憲法第25条

1　すべて国民は,健康で文化的な最低限度の生活を営む権利を有する.
2　国は,すべての生活部面について,社会福祉,社会保障及び公衆衛生の向上及び増進に努めなければならない.

表4-2　社会保障制度に関する勧告(昭和25年10月16日社会保障制度審議会より抜粋)

いわゆる社会保障制度とは,疾病,負傷,分娩,廃疾,死亡,老齢,失業,多子その他困窮の原因に対し,保険的方法又は直接公の負担において経済保障の途を講じ,生活困窮に陥った者に対しては,国家扶助によって最低限度の生活を保障するとともに,公衆衛生及び社会福祉の向上を図り,もってすべての国民が文化的社会の成員たるに値する生活を営むことができるようにすることをいうのである.

社会保障制度は，国民の「安心」や生活の「安定」を支えるセーフティネット．
社会保険，社会福祉，公的扶助，保健医療・公衆衛生からなり，人々の生活を生涯にわたっ
て支えるものである．

①社会保険（年金・医療・介護）

国民が病気，けが，出産，死亡，老齢，
障害，失業など生活の困難をもたらす
いろいろな事故（保険事故）に遭遇し
た場合に一定の給付を行い，その生活
の安定を図ることを目的とした強制加
入の保険制度

○病気やけがをした場合に誰もが安心し
て医療にかかることのできる医療保険
○老齢・障害・死亡等に伴う稼働所得の
減少を補填し，高齢者，障害者及び遺族
の生活を所得面から保障する年金制度
○加齢に伴い要介護状態となった者を社
会全体で支える介護保険　など

②社会福祉

障害者，母子家庭など社会生活をする
うえでさまざまなハンディキャップを
負っている国民が，そのハンディキャッ
プを克服して，安心して社会生活を営
めるよう，公的な支援を行う制度

○高齢者障害者等が円滑に社会生活を営
むことができるよう，在宅サービス施
設サービスを提供する社会福祉
○児童の健全育成や子育てを支援する児
童福祉　など

③公的扶助

生活に困窮する国民に対して，最低限
度の生活を保障し，自立を助けようと
する制度

○健康で文化的な最低限度の生活を保障
し，その自立を助長する生活保護制度

④保健医療・公衆衛生

国民が健康に生活できるよう様々な事
項についての予防，衛生のための制度

○医師その他の医療従事者や病院などが
提供する医療サービス
○疾病予防，健康づくりなどの保健事業
○母性の健康を保持，増進するとともに，
心身ともに健全な児童の出生と育成を
増進するための母子保健
○食品や医薬品の安全性を確保する公衆
衛生　など

※これらの分類については，昭和25年及び
昭和 37 年の社会保障制度審議会の勧告
に沿った分類に基づいている．

図 4-1　社会保障制度とは
厚生労働省 HP：社会保障とは何か．https://www.mhlw.go.jp/stf/newpage_21479.html より [1]

❷ 社会保険とは

　社会保険とは，社会保障制度の一部で国民共通の**社会的リスク（病気，けが，出
産，死亡，老齢，障害，失業など生活の困難**をもたらすいろいろな保険事故に遭遇
した場合）に対し，**保険的方法**によって相互に扶助し合う社会保障の総称である．
具体的には，保険制度の**運営者（保険者）**が国民（**被保険者**）に起こる将来の社会
的リスクに備えてあらかじめ保険料を徴収し，被保険者がそのリスクに遭遇したと
きに，徴収された保険料から一定の**給付（保険給付）**を行い，**危険（リスク）**を分
散する制度である．

　この制度は，生活の安心・安全を目的とする制度で，特徴として，①**国民が強制**

的に加入，②国が管理，③所得に応じた保険料の徴収（所得の再分配機能）の3つがあげられる．医療保険はすべての国民が加入することから，**国民皆保険制度**と称されている．**社会保険の種類**には，①**医療保険**，②**介護保険**，③**年金保険**，④**雇用保険**，⑤**労働者災害補償保険**の5つがある．

1. 医療保険

社会保険の中の医療保険は**日本国憲法第25条**に示す社会保障における**医療の保障**を担うもので，疾病，負傷，分娩，死亡などの短期的な損失に対して保険給付をする公的医療制度である．ここでいう医療保険とは**公的医療保険**のことであり，民間の医療保険は含まない．業務以外での理由による病気などのときに，誰もが自由に保険医療機関を選び，**保険医から医療の給付（現物給付）** を受けることができる．また，被保険者本人だけでなく，**被扶養者（家族）** も同様の給付が受けられる．

1）医療制度改革

わが国の医療制度は公的な支援によって運営されており，誰もが等しく医療を受けられる特徴を有している．そのため，医療を取り巻く環境の変化とその時代の要請に応じて改革が行われる．

近年の医療を取り巻く環境は，少子高齢化の進展や長期的な経済の低迷などを背景に，保険料として徴収される収入の減少や毎年の国民医療費の増加，また一方で，誰もが安心して受けられる医療制度と高水準を維持する国民皆保険の堅持などが重要な課題となり，将来にわたる持続可能な医療制度の実現が求められている．

このような状況の中，現在の国民皆保険制度の維持と質の高い医療の確保を目的に，2006（平成18）年6月に，医療制度改革大綱の基本的な考え方に沿った医療制度改革関連法が成立し，段階的に医療制度改革が実施されてきた．その後，急速な高齢化が進む中で2014（平成26）年6月には，「地域における医療及び介護の総合的な確保を推進するための関係法律の整備等に関する法律」が公布され，医療法，介護保険法等の整備によって，効率的かつ質の高い医療提供体制の構築や地域包括ケアシステムの構築を通して地域における医療および介護の総合的な確保が推進されている．

しかし，毎年1兆円規模の国民医療費の増加は大きな課題であり，後期高齢者の保険料軽減特例の廃止などに加え，2022（令和4）年10月1日からは後期高齢者の医療費の自己負担割合「1割」の者のうち，一定以上の所得者の自己負担割合が「2割」に改正された．なお現役並み所得者については「3割」となっている．

2) 医療保険の種類

医療保険の種類は，①職域保険である被用者保険，②地域保険である国民健康保険，そして 2008（平成 20）年 4 月に新設された③ 75 歳以上の高齢者を対象にした後期高齢者医療保険制度に大別でき，加入者は職域保険が最も多い（表 4-3）．

(1) 職域保険

職域保険には，（1）健康保険（一般の被用者を対象），（2）船員保険（特定職域の被用者を対象）および（3）各種共済（国家公務員共済，地方公務員等共済，私立学校教職員共済）がある（表 4-3）．

2023（令和 5）年 4 月時点，被用者の保険加入者数は約 7,745 万人である．

❶ 健康保険

健康保険は「健康保険法」に基づく医療保険で，①「全国健康保険協会管掌健康保険（協会けんぽ）」と，②「組合管掌健康保険（組合健保）」とに大別される（表 4-3）．2023（令和 5）年 4 月時点の加入者は約 6,900 万人である．

健康保険では，主に業務外の原因による病気やけが，死亡または出産に対して保険給付がなされ，その扶養家族にも同様の保険給付が行われる．業務による病気やけがは労働者災害補償保険でカバーすることとされている．被用者（本人）が被保険者となるが，その被扶養者（家族）も加入者として保険給付の対象となる．**保険料は原則として事業主と本人が折半**で負担する．なお，日雇労働者などの場合には

表 4-3　医療保険制度の概要

（令和 5 年 4 月時点）

制度名			保険者 （令和 4 年 3 月末）	加入者数（千人） （令和 4 年 3 月末）	医療給付 一部負担
健康保険	一般被用者	協会けんぽ	全国健康保険協会	40,265	義務教育就学前 2 割
		組合健保	健康保険組合 1,388	28,381	
船員保険			全国健康保険協会	113	
各種共済	国家公務員共済		20 共済組合	8,690	義務教育就学後から 70 歳未満 3 割
	地方公務員等共済		64 共済組合		
	私立学校教職員共済		1 事業団		
国民健康保険	農業者 自営業者等		都道府県と市町村 1,716	28,051 都道府県と市町村 25,369 国保組合 2,683	70 歳以上 75 歳未満 2 割 （現役並み所得者 3 割）
			国民健康保険組合（国保組合） 160		
後期高齢者医療制度			［運営主体］ 後期高齢者医療広域連合 47	18,434	一般・低所得者 1 割 一定以上の所得者 2 割 現役並み所得者 3 割

令和 5 年度版厚生労働白書 資料編 保健医療[2] を一部改変

日雇特例被保険者となり，「全国健康保険協会」が保険者となっている．

A. 全国健康保険協会管掌健康保険（協会けんぽ）

全国健康保険協会管掌健康保険（協会けんぽ）は中小企業の社員とその扶養家族が加入する健康保険で，2023（令和5）年4月時点の加入者数は約4,030万人である．全国単位の「**全国健康保険協会**」が保険者となり，都道府県単位の財政を基本に運営している．

B. 組合管掌健康保険（組合健保）

組合管掌健康保険は主に大手企業などの社員とその扶養家族が加入する保険で，企業単独あるいは複数の企業が共同で設立する「**健康保険組合**」を保険者として運営している．健康保険組合の設立は，社員700人以上であれば単独で，また，複数企業で3,000人以上であれば共同設立が可能である．しかしながら，2000（平成12）年に1,756あった組合数は2023（令和5）年4月時点では1,388と減少し，被保険者数は約2,838万人である．医療費の保険給付以外の保健事業として，被保険者とその被扶養者のための健診事業などがある．

❷ 船員保険

「船員保険法」に基づく医療保険で，船員として雇用される人とその被扶養者を対象に，全国健康保険協会が保険者となり運営している．2023（令和5）年4月時点の加入者数は約11万人である．

❸ 各種共済

国家公務員共済組合法，地方公務員等共済組合法および私立学校教職員共済組合法に基づく医療保険で，**公務員等や私立学校の教職員とその扶養家族を対象**としている．公務員等の共済組合は，原則として省庁ごとに設置された共済組合が保険者となり，また，私立学校教職員共済組合は私立学校教職員とその扶養家族を対象として日本私立学校振興・共済事業団が保険者となり運営している．2023（令和5）年4月時点の加入者数は約869万人である．

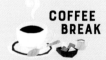

COFFEE BREAK　国民医療費

国民が1年間に罹った傷病の治療にかかった費用（正常な出産，健康診断等は含まない）のことを指します．1999（平成11）年に30兆円を超え，2020（令和2）年度には約42兆9千億円強となり年々増加傾向にあります．その中で75歳以上の後期高齢者には35.6％，15兆3千億円の国民医療費が費やされています．また，国民医療費の中で歯科医療費（メタルボンド冠等の自由診療は含まない）は7％，2兆54億円（2020（令和2）年度）で，近年微増傾向にあります（p.146〜151参照）．

(2) 地域保険（国民健康保険）

　国民健康保険は，「**国民健康保険法**」に基づく医療保険で，2023（令和5）年4月時点の加入者数は約2,805万人（p.107 **表4-3**）である．職域保険に加入できない者，後期高齢者医療制度の非対象者及び生活保護の非対象者が対象であり，**農林漁業，商工業などの自営業者，被用者保険の適用を受けない事業所の従業員，外国人登録法に基づく登録で在留期間が1年以上の外国人**等が対象となる．その病気やけが，出産または死亡について必要な給付を行う制度である．**保険者は原則として市町村および特別区とその所在する都道府県である**（これを市町村国保*とよぶ）．その他の保険者として，同種の事業または業務に従事する300人以上の集団（**医師，歯科医師，薬剤師，弁護士，土木建築業，理容美容業，浴場業**など）で設立される**国民健康保険組合**がある．保険料は世帯主に支払い義務があるが，被扶養者（家族）という概念はなく，全員が被保険者として加入し保険料を負担する．保険給付内容は，ほぼ健康保険と同様である．

(3) 後期高齢者医療制度

　2008（平成20）年4月に新設された後期高齢者医療制度は，「**高齢者の医療の確保に関する法律**」に基づいて運用され，独立した医療制度として，高齢者の病気，けがまたは死亡に関して必要な給付が行われている（**図4-2**）．

　本医療制度の対象（**被保険者**）は，**75歳以上の者および65歳から74歳で一定の障害の状態にあり広域連合*の認定を受けた者**で，2019（平成31）年3月時点の加入者数約1,772万人から，2023（令和5）年同時期の1,843万人へと増加し

＊いわゆる市町村国保の保険者
東京都千代田区の国民健康保険の保険者は，東京都と千代田区の両者である．神奈川県横須賀市であれば神奈川県と横須賀市，福岡県北九州市であれば福岡県と北九州市がそれぞれ保険者となる．都道府県は財政運営を担当する．

＊広域連合
広域連合とは，地方自治法に定められた特別地方公共団体で，都道府県・市町村・特別区が設置することができる．後期高齢者医療制度の運営のために設置されたのが後期高齢者医療広域連合である．

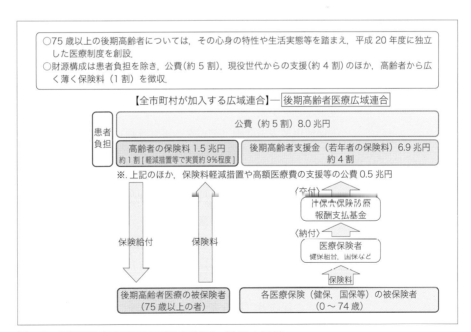

図4-2　後期高齢者医療制度の運営の仕組み（令和4年度）
（厚生労働統計協会：国民衛生の動向 2023/2024[3] を一部改変）

た（p.107 **表4-3**）.

　また，保険料の決定や医療の給付などの運営主体（保険者）は，都道府県単位で全市町村が加入する「**後期高齢者医療広域連合**」が行い，保険料の徴収，申請や届け出の受付そして保険証の引き渡しなどの窓口業務は市町村が担っている（p.109 **図4-2**）．そして，その財源構成は後期高齢者の負担する**保険料（約1割）**，74歳以下の現役世代の保険料から支援する「**後期高齢者支援金**」（**約4割**），**公費（約5割**）で，後期高齢者が負担する保険料は，原則として年金から**自動的に徴収**（特別徴収という）される．しかし，低所得の被保険者には所得に応じて軽減措置が講じられている．また，医療での一部負担（自己負担）割合は，一般・低所得者は1割負担，一定以上の所得者は2割負担，現役並みの所得を有する者は3割負担である（p.107 **表4-3**）.

　また，本制度の保健事業として，後期高齢者医療広域連合は，「高齢者の心身の特性に応じ，健康教育，健康相談，健康診査及び保健指導並びに健康管理及び疾病の予防に係る被保険者の自助努力についての支援その他の被保険者の健康の保持増進のために必要な事業を行うように努めなければならない」こととされており，以下の事業が実施されている.

　①歯科健診

　　口腔機能低下や肺炎等の疾病を予防するため.

　②重複・頻回受診者等への訪問指導

　　重複・頻回受診者，重複投薬者等に対する保健師および薬剤師等による訪問指導（医薬品の適正使用について）.

　③高齢者の低栄養防止・重症化予防等の推進

　　低栄養，筋量低下等による心身機能の低下の予防，生活習慣病の重症化予防のための保健指導等.

　④後発医薬品使用促進に向けた取組み

　　後発医薬品利用差額通知の送付，後発医薬品希望シール・カードの作成および配付などを実施.

　⑤保健事業実施計画（データヘルス計画）の策定

3）医療保険の仕組み

　前述のとおり，医療保険は複数の制度で実施されているものの，保険給付（療養の給付）等については「**健康保険法**」を元に全制度，全国一律の仕組みで提供されている．健康保険法は，労働者の業務外での病気，けが若しくは死亡または出産およびその被扶養者の病気，けが，死亡または出産に関して保険給付を行い，国民の生活の安定と福祉の向上に寄与する（第1条）法律である．本法では，健康保険を運営する保険者（第5条，第6条），保険に加入する被保険者（第35条）のほか，保険給付の内容（第52条），保険診療や調剤に従事する医師または歯科医師の保険医並びに保険薬剤師の登録（第64条），保険医療機関並びに保険薬局の指定（第

65 条), 保健事業及び福祉事業 (第 150 条) そして国庫負担・補助 (第 151 条, 第 152 条) 等を定めている. ここでは保険給付について解説する.

(1) 保険給付

被保険者への保険給付は, 以下のとおりである (第 52 条).

①療養の給付並びに入院時食事療養費, 入院時生活療養費, 保険外併用療養費, 療養費, 訪問看護療養費及び移送費の支給,

②傷病手当金の支給

③埋葬料の支給

④出産育児一時金の支給

⑤出産手当金の支給

⑥家族療養費, 家族訪問看護療養費及び家族移送費の支給

⑦家族埋葬料の支給

⑧家族出産育児一時金の支給

⑨高額療養費及び高額介護合算療養費の支給

また, 疾病または負傷に関する**療養の給付**は, 原則, 現物給付で以下のサービスが提供される (第 63 条).

①診察

②薬剤または治療材料の支給

③処置, 手術その他の治療

④居宅における療養上の管理及びその療養に伴う世話その他の看護

⑤病院または診療所への入院及びその療養に伴う世話その他の看護

保険医療機関が提供した療養の給付に要する費用 (診療報酬) は, 厚生労働大臣が告示する診療報酬点数表に診療行為ごとに細かく点数が定められている. これに従って, 保険医療機関は提供した医療内容に応じてその額を算定 (**1 点 10 円**) する.

(2) 保険外併用療養費

日本の**保険診療**では, **保険外診療**との**混合診療は禁止**されている. しかし, 保険外の診療の場合でも, 厚生労働大臣が定める**評価療養** (保険導入のための評価を行うもの) と**選定療養** (保険導入を前提としないもの) 及び**患者申出療養** (未承認薬等を使用するもの) については, 保険診療との併用が認められている. これらの保険外診療と保険診療を組み合わせて行う場合, 患者は保険外診療部分の全額と保険診療部分の一部負担金を支払い, 残りの保険診療部分の一部負担金を除く額が, 保険外併用療養費として保険者から給付される. 歯科では, 選定療養に該当するのは, 歯科の金合金等, 金属床総義歯, 小児う蝕の指導管理等の療養である (第 86 条).

	一般・低所得者	一定以上の所得者	現役並みの所得者
75 歳以上	1 割	2 割	3 割
70 歳以上 75 歳未満	2 割		
義務教育就学後（6 歳）から 70 歳未満	3 割負担		
義務教育就学前	2 割負担		

図 4-3　医療費の一部負担（自己負担）割合

（3）保険医・保険薬剤師の登録並びに保険医療機関・保険薬局の指定

保険診療を行えるのは，厚生労働大臣が指定した保険医療機関で，厚生労働大臣の登録を受けた**保険医**（医師，歯科医師）でなければならない．また，保険診療に伴う調剤を行えるのは厚生労働大臣が指定した**保険薬局**で，厚生労働大臣の登録を受けた**保険薬剤師**でなければならない（第 64 条，第 65 条）．

（4）一部負担金

一部負担金とは，保険医療機関または保険薬局から療養の給付を受けたとき，かかった費用の内，**図 4-3** に示す規定した額をいう．

（5）保険医療機関及び保険医療養担当規則〔昭和 32 年 4 月 30 日厚生省令第 15 号〕

保険医療機関及び保険医療養担当規則（いわゆる「**療養担当規則**」）は健康保険法に基づく厚生労働省令で，保険医療機関の**療養の給付の担当範囲**と保険医の**一般的な診療方針**を定めたものである．それにより，療養の範囲を以下のように定め（第 1 条），保険医の診療方針を，「保険医の診療は，一般に医師又は歯科医師として診療の必要があると認められる疾病又は負傷に対して，適確な診断をもととし，患者の健康の保持増進上妥当適切に行われなければならない（第 12 条）」としている．歯科衛生士が行う歯科診療の補助行為も，保険診療であれば当然これにのっとって行わなければならない．

①診察
②薬剤または治療材料の支給
③処置，手術その他の治療
④居宅における療養上の管理及びその療養に伴う世話その他の看護
⑤病院または診療所への入院及びその療養に伴う世話その他の看護

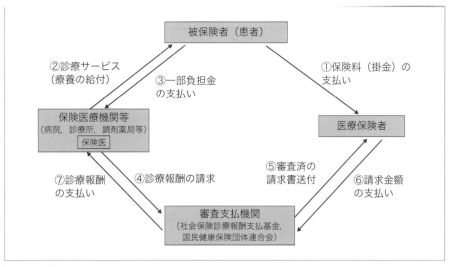

図 4-4　保険診療の概念図
(厚生労働省 HP：医療保険　保険診療の概念図[4]）より)

4）審査支払機関

　保険診療を行った医療機関は，本来患者ごとのカルテから，傷病名，投薬，注射などの診療内容を診療報酬点数表に基づいて作成した**診療報酬明細書**（1 点 10 円）を，直接医療保険者に請求して診療報酬を受け取る．しかし，実際には，医療保険者は全国に多数存在し，医療機関が個々の医療保険者に直接請求すると事務処理に支障をきたすことから，請求者である保険医療機関と支払者である医療保険者（健康保険組合,国民健康保険など）の間に第三者的な審査支払機関が設けられている．審査支払機関には，健康保険組合や各種共済などの保険診療報酬の審査ならびに支払いを行う「社会保険診療報酬支払基金」と，国民健康保険，後期高齢者医療制度などの保険診療報酬の審査ならびに支払いを行う「国民健康保険団体連合会」とがある（**図 4-4**）．

　医療機関から提出された診療報酬明細書（レセプト）には，診療行為や投与された薬などが点数化され記載されている．審査支払機関では，そのレセプト上で，適切な診療等が行われたかどうかの審査を行い，審査済のレセプトが医療保険者に送られると，支払者から医療機関に医療費等が支払われる（**図 4-4**）．また，医療保険の役割の認識，健康意識の高揚を図るため，保険者から被保険者に対して，支払った医療費の額が通知されている．なお，2011（平成 23）年度からレセプトはオンラインで提出することが原則義務化されている．

5）高齢者の医療の確保に関する法律〔昭和 57 年法律第 80 号〕

　本法は，高齢期における適切な医療の確保を図るため，①**医療費の適正化の推進計画**，②**健康診査等の実施**，③**前期高齢者に係る費用負担調整**，④**後期高齢者医療制度等**（p.109 を参照）を示し，国民保健の向上および高齢者の福祉の増進を目的

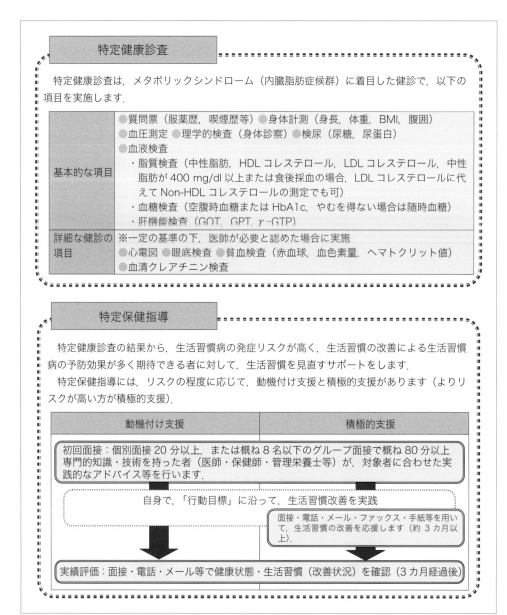

図 4-5　特定健康診査・特定保健指導の概要

（厚生労働統計協会：国民衛生の動向 2022/2023[3]）を一部改変）

としている.

　①の**医療費の適正化**については，高齢者医療確保法の下で，保険者・医療関係者等の協力を得て，都道府県の「**医療費適正化計画**」によって，取組みが進められている．現在の第 3 期（2018〜2023 年度）「医療費適正化計画」では，1 期 6 年を目途に，入院医療費の適正化に向けての地域医療構想に基づく病床機能の分化・連携の推進と外来医療費の適正化に向けて，糖尿病の重症化予防，特定健診・保健指導の推進，後発医薬品の使用促進，医薬品の適正使用が図られている.

②の**特定健康診査・特定保健指導（メタボ健診）**は厚生労働大臣が特定健康診査等基本指針を定め（第18条），2008（平成20）年4月から，国民健康保険や健康保険組合といった保険者が**40歳から74歳の加入者を対象**に実施している（p.114 **図4-5**）．

特定健康診査は，法律で定めた特定健康診査等実施計画に基づいて，各保険者が40歳以上74歳までの被保険者および被扶養者に対して実施するメタボリックシンドローム（内臓脂肪症候群）に着目した健康診査である（第20条）．糖尿病等の生活習慣病に関する**特定健康診査**では，診査を受けた加入者に対し診査結果の通知（第23条）を行い，健康の保持に努める必要がある者に対しては**特定保健指導**を実施している（第24条）（**図4-5**）．

特定保健指導は特定健康診査等実施計画に基づいて実施（第24条）されている．特定健康診査の結果から，生活習慣病の発症リスクが高く生活習慣の改善による生活習慣病の予防効果が多く期待できる者に対して行う，生活習慣を見直すサポートである．特定保健指導の内容には，リスクの程度に応じて，「動機付け支援」と「積極的支援」のサポートがあり，その実績評価を3カ月経過後（積極的支援の場合は，3カ月以上の継続的な支援が終了後）に行うように見直された（**図4-5**）．

③の前期高齢者（65歳～74歳）に係わる費用負担調整とは，前期高齢者医療制度が後期高齢者医療制度のように独立した制度でないため，若年層の多い健康保険組合などが「前期高齢者納付金」という形で前期高齢者の多い健康保険に財政支援を行う，「医療費負担不均衡の調整」の枠組みである．したがって，被保険者が前期高齢者になっても，75歳に達するまでは，現在加入している各医療保険者により，療養の給付や高額療養費等の給付，保健事業を受けることができる．

2. 介護保険

1）制度概要

（1）社会保険の特徴と介護保険制度

少子高齢化の進展に伴い，介護を要する高齢者の増加や介護期間の長期化など，介護サービスのニーズが高まってきた．一方，核家族化の進行や介護する家族の高齢化など，介護を要する高齢者を支えてきた家族をめぐる状況も変化してきた．これらのことから，従来の老人福祉及び老人医療制度では，十分に対応できなくなってきた．そこで，高齢者を社会全体で支える仕組みとして，1997（平成9）年に介護保険法が制定され，2000（平成12）年に施行された．

この介護保険法では，単に介護を要する高齢者の身の回りの世話をするということを越えて高齢者の自立を支援することを理念とする「自立支援」，利用者の選択により多様な主体から保健医療サービスや福祉サービスを総合的に受けられる「利用者本位」，給付と負担の関係が明確な「社会保険方式」という3つの基本的な考え方のもとに制度設計が行われた．

前述のように，わが国の介護保険は，保険的手法により社会保障を行う社会保険の1つである．**社会保険**には，次の3つの特徴がある．第1は，法的に加入が義務付けられており，加入保険の選択はできない「**強制加入**」という点である．第2は，保険料の徴収や保険給付について，「**国が直接又は間接に管理又は監督を行う**」という点である．第3は，民間保険と異なり，原則として「**保険料は所得に応じて自動的に決まる**」という点である．

　介護保険は，加齢に伴って生じる心身の変化に起因する疾病等により要介護状態となり，入浴，排せつ，食事等の介護，機能訓練並びに看護および療養上の管理その他の医療を要する者等について，これらの者が尊厳を保持し，その有する能力に応じ自立した日常生活を営むことができるよう，必要な保健医療サービスおよび福祉サービスに係る給付を行う制度である[5]．わが国の場合は，原則として「**現物給付**」の方式が採用されており，介護にかかった費用は後から保険者が介護事業者に支払う仕組みとなっている．なお，例外的に，住宅改修費（原則としてひとり生涯当たり20万円まで）および福祉用具購入費（ひとり年間10万円まで）については，「**現金給付**」（償還払い）される取扱いである．

（2）保険者と被保険者

　介護保険制度は，地域の実情に応じたきめ細かい対応が必要とされるため，国民に最も身近な行政単位である**市町村（特別区を含む）が保険者**となっている．そのうえで，財政基盤の安定化と事務負担の軽減等を図るため，国，都道府県，医療保険者，年金保険者が，それぞれ市町村を支援する仕組みとなっている．

　介護保険の**被保険者は40歳以上の者**とされている．医療保険加入者のうち，65歳以上の者を**第1号被保険者**とし，40歳以上65歳未満を**第2号被保険者**として区分している．2018（平成30）年度末現在で，第1号被保険者は3,525万人，第2号被保険者は4,192万人である[6]．

2）保険給付に必要な手続き

　介護保険による保険給付については，第1号被保険者と第2号被保険者とで相違がある．すなわち，第1号被保険者においては，要介護状態または要支援状態と判断された場合に保険給付の対象となるのに対し，第2号被保険者においては，加齢に伴って生ずる心身の変化に起因し要介護状態の原因である心身の障害を生じさせると認められる特定疾病（16種類）に起因する要介護状態または要支援状態に限って保険給付の対象となる．要介護状態または要支援状態にあるかどうかの判断は，利用者本人からの申請に基づき，認定調査等を経て，介護認定審査会が認定する．具体的な要介護認定と介護サービスの利用手続きのフローは，次のとおりである．

(1) 要介護認定

　介護保険による保険給付を希望する利用者は，市町村の窓口に**要介護認定申請**を行う．申請を受けた市町村は，認定調査員等による心身の状況等に関する調査を行う．この調査は，74項目の基本調査と特記事項によって構成されている．この認定調査に基づくコンピュータプログラムにより，まず1次判定が行われる．このコンピュータプログラムによる1次判定は，高齢者に対してどれくらいの介護サービスが必要かを示す指標として5つの分野ごとに計算される要介護認定等基準時間の長さによって示されるものである．なお，この基準時間は実際のケア時間を示すものではなく，介護の手間が相対的にどの程度かかっているかを示している．

　次いで，保健・医療・福祉の学識経験者で構成される**介護認定審査会**において，必要に応じて，1次判定の修正を行う．その後，主治医意見書，認定調査の際の特記事項の情報をふまえ，2次判定が行われる．この2次判定に基づき，保険者である市町村が要介護認定を行う．2次判定で示される認定区分は，非該当，要支援1～2，要介護1～5の8区分である．このうち，非該当となった者は，保険給付の対象とならず，市町村が実施する地域支援事業を利用することとなる．

　要介護認定の有効期間の上限は，新規申請と区分変更申請の場合は12か月である．更新申請の場合は原則として36か月であるが，前回の介護度と同じ介護度の場合であれば48か月である．

(2) 介護サービス計画

　要支援または要介護認定を受けると，介護サービスの給付を受けることができる．この際，利用者が自ら必要とするサービスを選択することとなるが，介護保険サービスは多岐にわたるため，利用者の自己決定を支援するため，市町村，居宅介護支援事業者などが幅広く介護サービスに関する情報の提供を行っている．たとえば，居宅サービスの場合，利用者が居宅介護支援事業者に依頼して，本人の心身の状況や希望などを勘案して介護サービス事業者などとの連絡調整を行ってもらい，利用する居宅サービスの種類や内容を定めた**居宅サービス計画（ケアプラン）**を作成してもらうことができる．もちろん，利用者自らが直接サービスの利用計画を作成して，居宅サービスを受けることも可能である．なお，施設サービスの場合は，当該施設の介護支援専門員により，**施設サービス計画（ケアプラン）**が作成されることとなっている．

3) 保険給付と介護報酬
(1) 介護報酬とは

　介護報酬とは，事業者が利用者（要介護者または要支援者）に介護サービスを提供した場合に，その対価として事業者に対して支払われるサービス費用のことである．この介護報酬は，サービスごとに設定されており，各サービスの基本的なサービス提供に係る費用に加えて，各事業所のサービス提供体制や利用者の状況等に応

じて，加算または減算される仕組みがとられている．

（2）介護給付費単位数表

　介護報酬は，厚生労働大臣が社会保障審議会介護給付費分科会の意見を聞いて定める介護給付費単位数表に基づいて給付されることとなっている．この際，保険者から事業者に直接支払いが行われるのは，単位数表の9割の費用（一定以上の所得のある者を除く）であって，残りの1割（一定以上の所得のある者は2割または3割）は利用者負担として，利用者が直接事業者に支払うこととされている．

　介護給付費単位数表は，指定居宅サービスに要する費用の額を算定するための指定居宅サービス介護給付費単位数表，指定居宅介護支援に要する費用の額を算定するための指定居宅介護支援介護給付費単位数表，指定施設サービスなどに要する費用の額を算定するための指定施設サービス等介護給付費単位数表によって構成されている．

（3）介護報酬改定

　介護報酬の改定は，その折々の社会・経済状況を反映し，原則として3年に1回の頻度で行われる．まず，社会保障審議会介護保険部会から制度改正の方向性が示された後，具体的な改定内容が社会保障審議会介護給付費分科会から示される．

（4）介護サービスの種別

　介護サービスは，利用者のニーズに応じて，さまざまな類型が設定されている．

　居宅介護サービスのうち，在宅での訪問サービスでは，訪問介護，訪問入浴介護，訪問看護，訪問リハビリテーション，居宅療養管理指導が設定されている．通所サービスでは，通所介護と通所リハビリテーションが設定されている．短期入所サービスでは，短期入所生活介護，短期入所療養介護が設定されている．そのほか，特定施設入居者生活介護も設定されている．

　地域密着型サービスとしては，定期巡回・随時対応型訪問介護看護，夜間対応型訪問介護，地域密着型通所介護，認知症対応型通所介護，小規模多機能型居宅介護，認知症対応型共同生活介護（グループホーム），地域密着型特定施設入居者生活介護，地域密着型介護老人福祉施設入所者生活介護，複合型サービス（看護小規模多機能型居宅介護），療養通所介護が設定されている．

　施設サービスとしては，特別養護老人ホーム，介護老人保健施設，介護療養型医療施設などのサービスがある．このうち，特別養護老人ホームについては，新規入所者を原則として要介護3以上に限定（既入所者は除く，要介護1および要介護2でも一定の場合には入所可能）することにより，重点化や効率化を図る取組が2015（平成27）年度から実施されている．なお，介護療養型医療施設については，2024（令和6）年3月までを経過措置期間として廃止することとされている．その受け皿として，要介護者に対し，「長期療養のための医療」と「日常生活上の世話（介

護）」を一体的に提供する「介護医療院」（2018（平成30）年4月から新設された施設類型で，介護保険法上の介護保険施設だが，医療法上は介護老人保健施設とともに医療提供施設として法的に位置づけられる）への転換を図ることとされている．

4）費用負担の仕組み

(1) 介護保険制度の財源構成

介護給付に必要な費用は，サービス利用時の利益者負担を除く給付費の50％が公費により負担される．その内訳は，施設等給付費（都道府県知事が指定権限を有する介護老人福祉施設，介護老人保健施設，介護療養型医療施設，特定施設に係る費用）は，国が全体の20％，都道府県が17.5％，市町村が12.5％とされている．一方，居宅給付費（施設等給付費以外の給付費）は，国が全体の25％，都道府県が12.5％，市町村が12.5％とされている．

公費による部分を除いた50パーセントの費用は，65歳以上の第1号被保険者と40歳以上65歳未満の第2号被保険者の保険料により負担される．第1号被保険者と第2号被保険者の負担割合は，3年間の計画期間ごとに全国ベースの人口比率で定められている．現在の負担割合は，第1号保険料23％，第2号保険料27％となっている．また，国費の5％分は，市町村間の財政力の格差の調整のために充てられることとなっており，具体的には，（ア）要介護度の危険性の高い後期高齢者の加入割合の相違，（イ）高齢者の負担能力（所得水準）の相違，（ウ）災害時の保険料減免など特殊な場合といった事由について調整が行われる．

(2) 保険料

❶ 第1号被保険者（65歳以上の者）

市町村ごとに介護サービス料の給付総額などに応じた定額保険料が設定される．保険料の水準は，市町村介護保険事業計画の3年度を単位とした計画期間ごとに，サービス費用見込額等に基づき，財政の均衡を保つことができるよう設定される．

第1号被保険者の保険料は，応能負担の観点から，所得段階別の保険料を設定し，低所得者への負担を軽減する一方，一定以上の所得のある者は所得に応じた負担となっている．保険料の標準的な段階設定は9段階とされているが，市町村は条例によって弾力的に段階を設定できる．

保険料の徴収に当たっては，一定額（年額18万円）以上の老齢年金等受給者（遺族年金・障害年金を含む）については，年金からの徴収が行われている（特別徴収，第1号被保険者の約9割が該当）．それ以外の者については，市町村が個別に徴収する（普通徴収，第1号被保険者の約1割が該当）．

❷ 第2号被保険者（40歳から65歳未満の各医療保険加入者）

従来は，第2号被保険者が負担すべき介護保険総費用の27％相当額を，第2号被保険者全員で均等割した全国均一の額を，第2号保険料として各医療保険者が徴収していた．

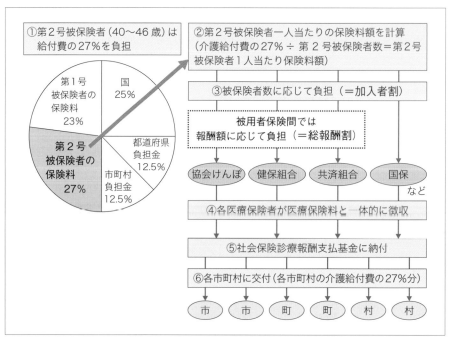

図4-6 介護保険における第2号被保険者の保険料の仕組み

しかし，2017（平成29）年8月から第2号被保険者の保険料負担の算出方法が変更され，医療保険者間で差異がみられることとなった．すなわち，まず，第2号被保険者が負担すべき介護保険総費用の27％相当額を，第2号被保険者全員で均等割し，国民健康保険（市町村国保及び国保組合）と被用者保険（協会けんぽ，健康保険組合及び共済組合）のそれぞれの加入者数で乗じた額を，国民健康保険と被用者保険の負担額とする（加入者割）．次いで，被用者保険においては，被用者保険全体の負担額を，各医療保険者に属する第2号被保険者の総報酬額に応じて，各医療保険者間で比例配分し，協会けんぽ，健康保険組合及び共済組合の各保険者の負担額とする（総報酬割）．ここで決定した各医療保険者の負担額を，各医療保険者に属する第2号被保険者数で除して，各医療保険者の第2号保険料とすることとされた[7]．なお，各医療保険者が徴収した第2号保険料は，介護納付金として社会保険診療保険支払基金に納付することとされており，基金は集められた納付金を各市町村に一定割合で交付する仕組みとなっている（**図4-6**）．

❸ **保険料の推移**

高齢化の伸展による要介護者の増加や住民の介護ニーズの増加から，経年的に介護給付費が増加する傾向にある．これに伴って，第1号被保険者1人当たりの月額保険料の全国平均（月額・加重平均）は，第1期（平成12〜14年度）2,911円，第2期（平成15〜17年度）3,293円，第3期（平成18〜20年度）4,090円，第4期（平成21〜23年度）4,160円，第5期（平成24〜26年度）4,927円，第6期（平成27〜29年度）5,514円，第7期（平成30〜令和2）5,869円，第8期（令和3

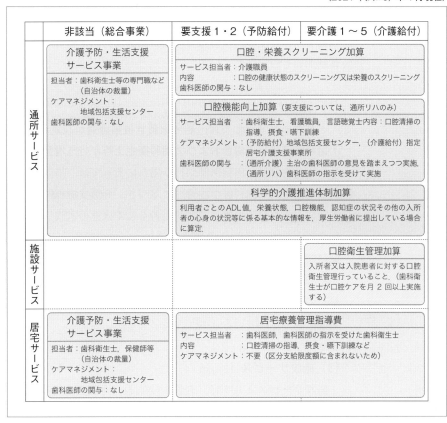

	非該当（総合事業）	要支援1・2（予防給付）	要介護1〜5（介護給付）
通所サービス	**介護予防・生活支援サービス事業** 担当者：歯科衛生士等の専門職など （自治体の裁量） ケアマネジメント： 　地域包括支援センター 歯科医師の関与：なし	**口腔・栄養スクリーニング加算** サービス担当者：介護職員 内容　　　　　：口腔の健康状態のスクリーニング又は栄養のスクリーニング 歯科医師の関与：なし	
		口腔機能向上加算（要支援については，通所リハのみ） サービス担当者：歯科衛生士，看護職員，言語聴覚士内容：口腔清掃の 　　　　　　　　指導，摂食・嚥下訓練 ケアマネジメント：（予防給付）地域包括支援センター，（介護給付）指定 　　　　　　　　　居宅介護支援事業所 歯科医師の関与：（通所介護）主治の歯科医師の意見を踏まえつつ実施， 　　　　　　　　　（通所リハ）歯科医師の指示を受けて実施	
		科学的介護推進体制加算 利用者ごとのADL値，栄養状態，口腔機能，認知症の状況その他の入所者の心身の状況等に係る基本的な情報を，厚生労働省に提出している場合に算定．	
施設サービス			**口腔衛生管理加算** 入所者又は入院患者に対する口腔衛生管理行っていること．（歯科衛生士が口腔ケアを月2回以上実施する）
居宅サービス	**介護予防・生活支援サービス事業** 担当者：歯科衛生士，保健師等 （自治体の裁量） ケアマネジメント： 　地域包括支援センター 歯科医師の関与：なし	**居宅療養管理指導費** サービス担当者：歯科医師，歯科医師の指示を受けた歯科衛生士 内容　　　　　：口腔清掃の指導，摂食・嚥下訓練など ケアマネジメント：不要（区分支給限度額に含まれないため）	

図4-7　介護保険における口腔関連介護サービスの提供体制の概要

〜6）6,014円と上昇している．制度開始時（第1期）と比較して，現在の第8期では約2倍となっている．

5）口腔関連の介護サービス

　介護保険制度における口腔関連の介護サービスは，通所サービス，居宅サービス，施設サービスに設定されているが，それぞれの利用者の属性に応じて，提供されるサービスの内容，サービス担当者等は異なる（**図4-7**）．

（1）通所サービス

　通所サービスとしては，通所介護と通所リハビリテーションにおいて，**口腔機能向上加算**が設定されている．同サービスの対象者は，口腔機能が低下している利用者またはそのおそれのある利用者である．提供されるサービス内容は，当該利用者の口腔機能の向上を目的とし，①個別的に実施される口腔清掃の指導もしくは実施または②摂食・嚥下機能に関する訓練の指導もしくは実施である．**サービス担当者は，歯科医師の指示を受けた歯科衛生士，看護職員，言語聴覚士**とされている．

　このほか，介護職員による口腔の健康状態のスクリーニングまたは栄養のスク

リーニングを評価した**口腔・栄養スクリーニング加算**も設定されている．また，利用者ごとの ADL 値，栄養状態，口腔機能，認知症の状況その他の入所者の心身の状況等に係る基本的な情報を厚生労働省に提出することを評価した科学的介護推進体制加算も設定されている．

（2）居宅サービス

居宅サービスとしては，**居宅療養管理指導費**が設定されている．歯科関係では，**①歯科医師が行う場合および②歯科衛生士等が行う場合**に給付される．提供されるサービス内容は，歯科医師が行う場合にあっては，当該利用者を訪問して行う計画的かつ継続的な歯科医学的管理に基づき，介護支援専門員に対する居宅サービスの策定に必要な情報提供並びに利用者もしくはその家族等に対する居宅サービスを利用するうえでの留意点，介護方法等についての指導および助言とされている．また，歯科衛生士が行う場合にあっては，通院または通所が困難な在宅の利用者または居住系施設入居者等に対して，歯科衛生士，保健師または看護職員が，当該利用者に対して訪問歯科診療を行った歯科医師の指示に基づき，当該利用者を訪問して行う実地指導とされている．

（3）施設サービス

施設サービスとしては，介護保険施設（介護老人福祉施設，介護老人保健施設，介護療養型医療施設，介護医療院）等の入所者等に対して，**口腔衛生管理加算**が設定されている．

口腔衛生管理加算は，介護保険施設等の口腔ケアに対する取組を一層充実させる観点で行われるサービスであり，**歯科医師の指示を受けた歯科衛生士**が，入所者等に対し，口腔ケアを月 2 回以上行った場合に算定する取扱いとなっている．

6）介護予防の導入と改編

平成 18 年度から導入された**新予防給付**および**介護予防事業**において，口腔機能向上プログラムによる介護予防が介護保険に位置づけられた．介護予防は，要介護状態の軽減や悪化を防止するだけでなく，高齢者が地域で自立して生活することを目的として導入されたもので，要支援者に対して介護予防サービスを効果的に提供する予防給付とあわせて，要支援・要介護状態等となるおそれのある高齢者を早期に把握し，身体機能等の維持向上を図る介護予防事業が重視されることとなった．

その後，介護予防事業は，2007（平成 19）年度の特定高齢者の決定方法の見直し，2008（平成 20）年度の基本健診から特定健診・特定保健指導への移行，2010（平成 22）年度の生活機能評価の見直し，2012（平成 24）年度の介護予防・日常生活支援総合事業（以下，総合事業という．）への改編などの見直しが実施された．

さらに，2015（平成 27）年度からは，従来予防給付として提供されていた全国一律の介護予防訪問介護および介護予防通所介護を，順次，市町村の実施する総合

事業に移行し，2017（平成29）年4月からは，すべての市町村で**介護予防・日常生活支援総合事業**（総合事業と略称する）として実施されている．総合事業は，地域の実情に応じて，住民等の多様な主体が参画し，多様なサービスを充実することで，地域の支え合い体制づくりを推進し，要支援者等の方に対する効果的かつ効率的な支援等を可能とすることを目指すものと位置づけられている[8]．

7）地域包括ケアシステム

地域包括ケアシステムとは，団塊の世代が75歳以上の後期高齢者となる2025年を目途に，重度な要介護状態となっても住み慣れた地域で自分らしい暮らしを人生の最後まで続けることができるよう，医療・介護・予防・住まい・生活支援が包括的に確保される体制の構築を目指すものである．地域包括ケアシステムは，概ね30分以内に必要なサービスが提供される日常生活圏域（ほぼ中学校区に相当）を単位として整備することとされている．地域包括ケアシステムの整備は，介護保険の保険者である市町村や都道府県が，地域の自主性や主体性に基づき，地域の特性に応じて構築することが必要である[9]．

このような地域包括ケアシステムの構築に重要な役割を果たすのが，**地域包括支援センター**である．地域包括支援センターは，介護保険の保険者である市町村が設置主体となり，保健師・社会福祉士・主任介護支援専門員等を配置して，住民の健康の保持および生活の安定のために必要な援助を行うことにより，地域の住民を包括的に支援することを目的とする施設である．地域包括支援センターの業務は，配置された職種の専門性を活かしながら，チームアプローチを行っている[10]．

地域包括支援センターは，2021（令和3）年4月末現在で，全国に5,351か所（ブランチ等を含めると7,386か所）設置されている．

地域包括支援センターの運営形態は，市町村直営が20.5%，委託型が79.5%で，委託型が増加傾向にある．

8）今後の課題

社会保障制度の一分野である介護保険は，高齢者の生活を支える重要な基盤となっているが，高齢化の進展，雇用や経済情勢の変動，国民意識の多様化などにより介護保険を取り巻く環境は大きく変化している．このような状況のなか，介護保険制度については，給付と負担のバランスを前提とした見直しの必要性が叫ばれている．

3．年金保険

1）制度概要

わが国の年金保険は，若年世代が高齢世代を支える世代間扶養を行う仕組みをとっている．現役世代はすべて国民年金の被保険者となり，高齢期になれば基礎年

（2022（令和 4）年 1 月現在）

○現役世代は全て国民年金の被保険者となり，高齢期となれば，基礎年金の給付を受ける．（1 階部分）
○民間サラリーマンや公務員等は，これに加え，厚生年金保険に加入し，基礎年金の上乗せとして報酬比例年金の給付を受ける．（2 階部分）
○また，希望する者は，iDeCo（イデコ）（個人型確定拠出年金）等の私的年金に任意で加入し，さらに上乗せの給付を受けることができる．（3 階部分）

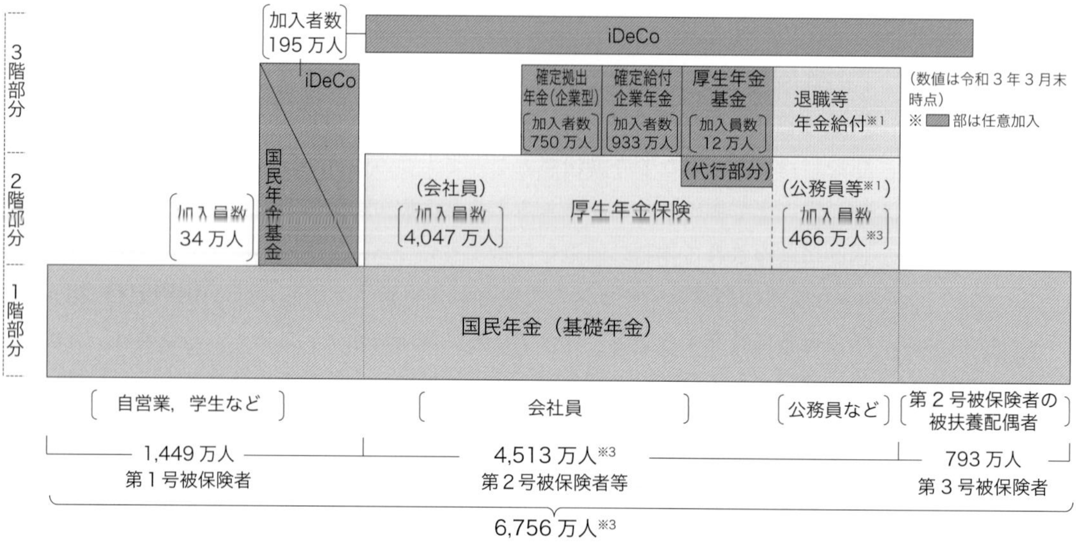

※1　被用者年金制度の一元化に伴い，平成 27 年 10 月 1 日から公務員および私学教職員も厚生年金に加入．また，共済年金の職域加算部分は廃止され，新たに退職等年金給付が創設．
ただし，平成 27 年 9 月 30 日までの共済年金に加入していた期間分については，平成 27 年 10 月以後においても，加入期間に応じた職域加算部分を支給．
※2　第 2 号被保険者等とは，厚生年金被保険者のことをいう（第 2 号被保険者のほか，65 歳以上で老齢，または，退職を支給事由とする年金給付の受給権を有する者を含む）．
※3　公務員等，第 2 号被保険者等及び公的年金全体の数は速報値である．

図 4-8　公的年金制度の仕組み[11)]

金の給付（1 階部分，公的年金）を受ける．これに加え，サラリーマン，公務員，教員等は厚生年金に加入し，基礎年金の上乗せとして報酬比例の年金の給付（2 階部分，公的年金）を受ける．このほか，任意で企業年金（厚生年金基金，確定給付年金等），確定拠出年金（企業型，個人型），国民年金基金などに加入して上乗せの給付（3 階部分，私的年金）を受けることができる[11)]（**図 4-8**）．

2）公的年金制度の特徴

(1) 国民皆年金

わが国の年金保険は，20 歳になった段階ですべての国民が被保険者として公的年金制度に加入して保険料を負担し，原則として 65 歳から年金給付を受けるという国民皆年金の仕組みとなっている．

年金保険は，老後生活の基礎的部分を保障するため，全国民共通の給付を支給するものであり，その費用は国民全体で公平に負担する仕組みとなっている．具体的には，基礎年金給付費の総額を，各制度に属する被保険者（加入者）数等に応じて負担している．

（2）社会保険方式

わが国の公的年金制度は社会保険方式となっているため，強制加入の仕組みをとっている．強制加入としている理由は，現役世代の国民が全員参加で公的年金を支えることを義務付けることによって，高齢期における安定した所得保障制度を構築する必要性があるからである．また，基礎年金勘定の1/2は国庫負担とされ，国民の税金によっても支えられている．

被保険者（加入者）はそれぞれ保険料を負担し，それに応じて年金給付を受ける．したがって，基本的には保険料を納めなければ年金は給付されないし，納めた期間が長ければ給付される年金額も多くなる．つまり，年金保険は，老後の所得保障を確保し，高齢者になったときに子どもなどによる扶養等に頼ることなく，自立して生活できるようになる仕組みといえる．

年金制度は社会保険の1つだが，国民年金（基礎年金）の保険料は，所得に関わらず定額となっている．一方，厚生年金では所得に比例して保険料が決定される．厚生年金の保険料率は，勤務先の種別によって異なる場合がある．

また，公的年金は，現役時代の給与の低い人にも一定以上の年金を保障する仕組みとなっており，いわば所得の再分配を伴うものとなっている．このため，保険料負担が困難な被保険者（加入者）に対しては，本人の申請によって保険料の納付が免除または猶予される制度を設け，年金受給権を保障している．

（3）世代間扶養

平均寿命が大幅に伸び，老後生活が長期化すると，私的な扶養や貯蓄だけで老後生活を送ることが困難な場合も生じている．わが国の年金保険は，自分の納めた保険料が利子とともにそのまま自分に返ってくるという積立方式をとらず，現役世代が生み出す富の一定割合を，その時点の高齢者世代に再分配するという**賦課方式**をとることにより，「物価スライド」によって実質的価値を維持した年金を一生涯にわたって保障するという，安定的な老後の所得保障を可能にしている．

3）年金の給付

年金の受給開始時期は，老齢基礎年金，老齢厚生年金のいずれについても，60歳から75歳までの間で，個人が自由に選ぶことができる．65歳よりも前に受給を開始する繰上げ受給では，受給開始時期に応じて年金月額は減額される．一方，65歳よりも後に開始することを繰下げ受給といい，受給開始時期に応じて年金月額は増額される．

2022（令和4）年度の老齢年金給付額は，65歳から受給する場合，国民年金（老齢基礎年金が満額の場合）では64,816円/月額，厚生年金（夫婦の老齢基礎年金を含む標準額）では219,593円/月額となっている．

老齢年金の他に，加入中の病気やけが等が原因で障害をもった場合に支給される障害年金と，年金受給者や被保険者（加入者）が死亡した場合，その人に生計を維

持されていた遺族に支給される遺族年金もある.

4. 労働法規と労働保険

1) 労働基準法

(1) 概要

　労働基準法は，日本国憲法第 27 条第 2 項で規定されている「賃金，就業時間，休息その他の勤労条件に関する基準は，法律でこれを定める」ことを具現化した法律で，労働組合法，労働関係調整法と並び，我が国の労働政策の根幹をなす労働三法の 1 つである．その構成は，総則，労働契約，賃金，労働時間，休憩，休日および年次有給休暇，安全および衛生，年少者，妊産婦等，技能者の養成，災害補償，就業規則，寄宿舎，監督機関，雑則，罰則と多岐にわたっている[12]．このうち，安全および衛生に関する部分は，現在は労働基準法から独立して労働安全衛生法で規定されている．ただし，労働安全衛生法と労働基準法との関連性は保持されており，労働安全衛生法の規定も，実質的に労働条件の一部を構成しているとみなされている．

(2) 労働契約

　労働基準法で定める基準に達しない労働条件の労働契約は，その部分については無効と規定されている．また，有期労働契約の期間は 3 年を越えないことが条件とされている．例外的に，医師・歯科医師，博士号取得者などの専門的知識等を有する労働者については，5 年を越えないことが条件とされている．労働契約に関する詳細は，労働契約法で別に規定されている．

(3) 賃金

　賃金が全額確実に労働者に渡るように，支払われ方にも決まりがあり，次の 4 原則が規定されている．①通貨払いの原則：賃金は現金で支払わなければならないが，労働者の同意を得た場合は，銀行振込み等の方法によることができる．②直接払いの原則：未成年であっても賃金は労働者本人に払わなければならない．③全額払いの原則：賃金は全額残らず支払われなければならない．ただし，所得税や社会保険料などの法令で定められているものや，労働者の過半数を代表する者と労使協定を結んでいるものについては控除することができる．④毎月 1 回以上定期払の原則：賃金は，毎月 1 回以上，一定の期日を定めて支払わなければならない．なお，最低賃金については，最低賃金法で別に規定されている．

(4) 賃金・休憩・休日・年次有給休暇

　使用者は，労働者に 40 時間/週，8 時間/日（いずれも休憩時間を除く）を超えて労働させてはならないことが規定されている．ただし，従業者 9 人以下の歯科診療所などの医療機関（保健衛生業）では，労働時間の特例として 44 時間/週が

表4-4　義務付けられた年次有給休暇の日数

雇入れからの継続勤務年数	与えなければならない 有給休暇の日数
6か月	10日
1年6か月	11日
2年6か月	12日
3年6か月	14日
4年6か月	16日
5年6か月	18日
6年6か月以上	20日

認められている．ただし，労働者の過半数を代表する者との書面による協定（いわゆる36協定）をし，これを行政官庁に届け出た場合においては，前述の時間を越えた時間外労働が認められている．

　休憩時間については，労働時間が6時間を超える場合においては少くとも45分，8時間を超える場合においては少くとも1時間の休憩時間を，労働者に一斉に与えなければならないことが規定されている．ただし，労働者の過半数を代表する者との書面による協定があるときは，交代制の休憩時間の設定が認められている．

　休日については，原則として毎週少くとも1回の休日を与えなければならないことが規定されている．ただし，4週間に4日以上の休日を与えることで代えることも認められている．

　年次有給休暇については，①雇入れから6か月以上経過した労働者については，10日間/年の有給休暇を与えなければならないこと，②その後の勤続年数が増すにつれて，順次有給休暇の日数を増やし，勤続年数6年6か月を越えた時点で20日間/年の有給休暇を与えなければならないことが，それぞれ規定されている（表4-4）．年次有給休暇が10日以上発生した労働者については，使用者は発生日から1年の間に最低でも5日間の有給休暇を消化させなければならない．

2) 雇用保険

(1) 概要

　雇用保険は，社会保険の1つであり，労働者が失業してその所得の源泉を喪失した場合に，生活および雇用の安定と就職の促進のために失業等給付を支給するだけでなく，雇用機会の増大や労働者の能力の開発などのための事業も行っており，雇用に関する総合的機能を有する制度である．このため，雇用保険は社会保険の1つとして，労働者を雇用する事業は，原則として強制的に適用される．

(2) 求職者給付

　求職者給付とは，雇用保険の被保険者が，定年，倒産，自己都合等により離職し，失業中の生活を心配せずに新しい仕事を探し，1日も早く再就職するために支給さ

れるものである．雇用保険の一般被保険者に対する求職者給付のうち，基本手当の支給を受けることができる日数は，受給資格に係る離職の日における年齢，雇用保険の被保険者であった期間および離職の理由などによって決定され，90日〜360日の間でそれぞれ決められる．

　基本手当日額の上限は，原則として離職した日の直前の6か月に毎月の賃金（賞与等は除く）の合計を180で割って算出した金額（賃金日額）のおよそ50〜80%（60歳〜64歳については45〜80%）となっており，賃金の低い方ほど高い率となっている．また，年齢区分ごとにその上限額が定められており，2022（令和4）年8月1日現在で，30歳未満は6,835円，30歳以上45歳未満は7,595円，45歳以上60歳未満は8,355円，60歳以上65歳未満は7,177円となっている．なお，基本手当日額の下限額は，年齢に関係なく，2,061円である．

　求職者給付は，退職後すぐに受給できるのではなく，待期期間として求職申込日以後失業している日が7日間あることが必要である．また，自己の都合による退職，自己の責めに帰すべき重大な理由によって解雇された場合は，給付制限期間の2カ月が経過した後でないと受給できない．

（3）育児休業給付及び介護休業給付

　育児休業給付は，1歳未満（保育所に入所できない場合などは2歳未満）の子を養育するために育児休業をした被保険者に支給される．支給額は，育児休業開始から6か月までは休業開始時賃金の67%相当額，それ以降は休業開始時賃金の50%相当額となっている．なお，育児休業中は，別途申請すれば，健康保険料および年金保険料が免除される．

　介護休業給付は，家族の介護のために介護休業した被保険者に支給される．支給額は，休業開始時賃金の67%相当額となっている．介護休業の期間は，対象家族1人につき3回まで，通算93日までである．

（4）教育訓練等給付

　教育訓練等給付は，労働者や離職者が，自ら費用を負担して，厚生労働大臣が指定する教育訓練講座を受講し修了した場合，本人がその教育訓練施設に支払った経費の一部を支給する制度である．

　一般教育訓練給付は，在職者または離職後1年以内の者が，厚生労働大臣に指定する一般教育訓練を受ける場合に，受講費用の20%（上限年間10万円）が支給される．支給の条件は，雇用保険の被保険者期間が3年（初回の場合は1年）以上あることである．英語検定など多彩な指定講座があり，衛生管理者やホームヘルパーなどの医療分野の講座も支給対象に含まれている．

　専門教育訓練給付は，在職者または離職後1年以内の者が，厚生労働大臣に指定する専門教育訓練を受ける場合に，受講費用の50%（上限年間40万円）が6か月ごとに支給される．訓練終了後1年以内に，専門教育訓練に基づく資格を取

得し，就職等をした場合は，受講費用の20％（上限年間16万円）が追加支給される．歯科衛生士の養成課程も支給対象に含まれている．

3）労働者災害補償保険

（1）概要

労働者災害補償保険は，社会保険の1つであり，業務上（業務災害）や通勤途中（通勤災害）の労働者の負傷，疾病，障害，死亡等に対して必要な保険給付を行い，あわせて社会復帰の促進，当該労働者及びその遺族の援護などを通じて，労働者の福祉の増進に寄与することを目的としている[13]．雇用保険と同様に，労働者（パートタイマー，アルバイト含む）を一人でも雇用していれば，業種・規模の如何を問わず適用事業となり，事業主は成立（加入）手続を行い，労働保険料を納付しなければならない．雇用保険と異なり，労働者には保険料負担はない．

（2）業務災害

業務災害とは，労働者の業務上の負傷，疾病，障害または死亡をいう．業務が原因となった災害ということであり，業務と傷病等との間に一定の因果関係がある必要がある．

業務上の負傷については，①事業主の支配・管理下で業務に従事している場合（所定労働時間内や残業時間内など），②事業主の支配・管理下にあるが業務に従事していない場合（昼休みや就業時間前後に事業場施設内にいる場合など），③事業主の支配にあるが管理下を離れて業務に従事している場合（出張や社用での事業場施設外で業務に従事している場合など）のいずれかの場合に生じた負傷が対象となる．

業務上の疾病については，疾病については，業務との間に相当因果関係が認められる場合に労災保険給付の対象となる．この際，①労働の場に有害因子が存在していること，②健康障害を起こしうるほどの有害因子に曝露したこと，③発症の経過および病態のすべてについて労働者が証明しなければならない．

（3）通勤災害

通勤災害とは，労働者が通勤により被った負傷，疾病，障害または死亡をいう．この場合の「通勤」とは，就業に関する移動を，合理的な経路および方法により行うことをいい，業務の性質を有するものを除くものとされている．対象となる移動は，①住居と就業の場所との間の往復，②就業の場所から他の就業の場所への移動，③住居と就業の場所との間の往復に先行し，または後続する住居間の移動（単身赴任の際の自宅と単身赴任住居の間の移動など）である．ただし，「移動の経路を逸脱し，又は移動を中断した場合」には，逸脱または中断の間及びその後の移動は「通勤」とはならない．なお，逸脱または中断が日常生活上必要な行為であって，厚生労働省令で定めるやむを得ない事由（**表4-5**）により行うための最小限度のものである場合は，逸脱または中断の間を除き「通勤」とみなされる．

表 4-5　厚生労働省令で定める逸脱，中断の例外となる行為

(1) 日用品の購入その他これに準ずる行為
(2) 職業訓練，学校教育法第 1 条に規定する学校において行われる教育その他これらに準ずる教育訓練であって職業能力の開発向上に資するものを受ける行為
(3) 選挙権の行使その他これに準ずる行為
(4) 病院又は診療所において診察又は治療を受けることその他これに準ずる行為
(5) 要介護状態にある配偶者，子，父母，孫，祖父母および兄弟姉妹並びに配偶者の父母の介護

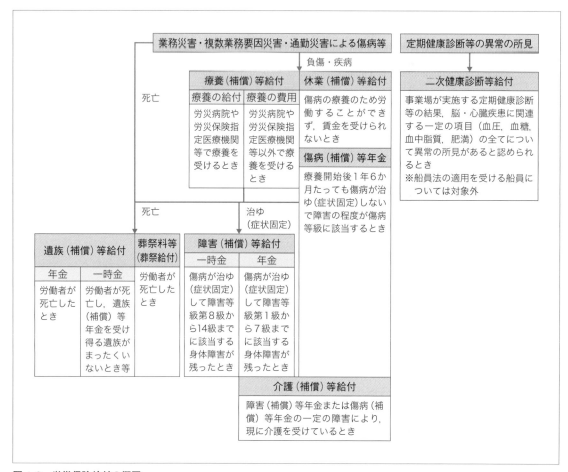

図 4-9　労災保険給付の概要

4）労災給付

　労災保険による給付には，療養（補償）等給付，休業（補償）等給付，障害（補償）等給付，遺族（補償）等給付，葬祭料等（葬祭給付），傷病（補償）等年金，介護（補償）等給付，二次健康診断等給付がある（**図 4-9**）[14]．

❸ 社会福祉

1. 社会福祉行政

1) 社会福祉の考え方

　社会福祉とは国民の生存権（p.104参照）を保障する社会保障制度の1つである．同じく社会保障制度の1つである**社会保険**は，保険料を支払っている者（被保険者）に所定の出来事（病気やケガ，定年など）が生じたときに保険者が保険を給付する制度で，医療保険と年金保険はすべての国民を対象としている．これに対して**社会福祉**は，社会生活を送るうえでハンデキャップを持つ人々に限定した公的支援制度である．そのため，社会保険制度では財源の多くを**保険料**に求めているのに対し，社会福祉制度の財源は原則的に**公費**（税金や国庫など）である（**図4-10**）．社会福祉という言葉を社会保障の4部門（p.105参照）のうちの1つとして使う場合は公的扶助（生活保護）を含まないが，社会的弱者のための生存権の保障という観点で社会福祉という言葉を広義に使用するときは，生活困窮者に対する公的扶助を含む．本書では公的扶助を社会福祉の項に含めて記載する．

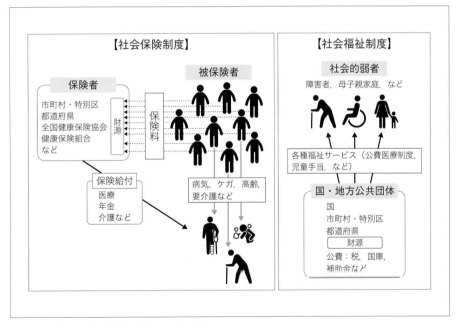

図4-10　社会保険制度と社会福祉制度の比較
【社会福祉制度】（右）では，【社会保険制度】（左）の保険料に当たる財源はなく，全額公費で負担されている．ただし，現在，社会保険制度でも多くの部分を公費が負担している．

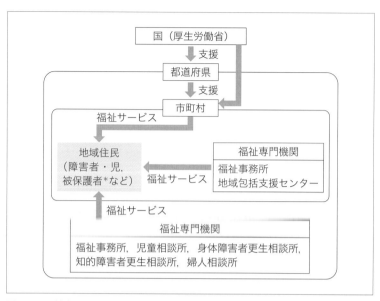

図 4-11　社会福祉行政の仕組み
*被保護者とは生活保護を受けている者をいう.

2) 国・地方公共団体の福祉行政組織

　福祉行政組織としては，国においては**厚生労働省**がその中心である．地方公共団体である都道府県と市町村には，それぞれ福祉行政担当部署が置かれているが，一般的には介護や高齢者保健などと区別されておらず，公共団体によってさまざまな部署名称が用いられている．また，福祉行政の専門機関として，都道府県および政令指定都市には**福祉事務所**，**児童相談所**が設置されている．福祉事務所は社会福祉法で都道府県と市に設置が義務づけられており，町村も任意で設置することができる．生活保護，老人福祉，児童福祉を包括的に取扱う総合的な福祉行政機関である．一方，児童相談所は児童福祉の第一線機関として都道府県と政令指定都市に設置することが児童福祉法で義務づけられている．

　これら以外に都道府県は身体障害者更生相談所，知的障害者更生相談所，婦人相談所の設置がそれぞれ身体障害者福祉法，知的障害者福祉法，売春防止法を根拠に義務づけられている．また，福祉行政で住民に対する直接的サービスするのは市町村であり，都道府県や国は市町村の福祉行政を支援する仕組みが一般的である（**図 4-11**）．

2.　生活保護と法規

1) 生活保護の原理・原則

　社会保障の4つの部門の1つである公的扶助は，貧困に陥った人々に対して国や地方自治体が最低限度の生活を保障する考え方のことで，日本における公的扶助

の方法が**生活保護法**に基づく生活保護である．また，生活保護の目的は所得等を保障するだけでなく，より積極的に，貧困に陥った人々の社会的自立を促進する相談援助，支援活動を行うことでもある．生活保護法には生活保護の 4 つの基本原理と 4 つの基本原則が掲げられている．

生活保護の基本原理
①**国家責任の原理**：国が最低限の生活を保障する．
②**無差別平等の原理**：困窮に陥った理由は問わず，日本国民すべてに適用する．
③**最低生活保障の原理**：健康で文化的な生活水準を保障する．
④**保護の補足性の原理**：資産や能力その他あらゆるものを活用してもなお最低限度の生活を維持できない場合に適用される．

生活保護の基本原則
①**申請保護の原則**：本人，扶養義務者などの申請に基づき給付される．
②**基準及び程度の原則**：厚生労働大臣の定める基準により給付される（生活保護基準の改定は 5 年ごとに行われる）．
③**必要即応の原則**：要保護者の年齢別，性別，健康状態等を考慮して有効かつ適切に行う．
④**世帯単位の原則**：保護は世帯単位で行う．

2）医療扶助と介護扶助

生活保護法で給付される保護には以下の 8 種類がある．

①生活扶助（飲食物費など），②教育扶助（義務教育就学中の児童・生徒に必要な学用品費など），③住宅扶助費（家賃など），④医療扶助，⑤介護扶助，⑥出産扶助（分娩に必要な費用），⑦生業扶助（自律のための技能修得費など），⑧葬祭扶助（葬祭費など）．

このうち，**医療扶助**と**介護扶助**で給付される医療と介護は本来，社会保険制度で給付されるものである．しかし，生活保護の被保護者に適用となった段階で医療保険の被保険者から除外されるため，治療などに要する医療は医療扶助で負担する．他の扶助が金銭給付を原則とするのに対し，医療扶助と介護扶助は必要な医療，介護サービスを**現物給付**するのが原則である．

医療扶助で受けられる医療の範囲は国民健康保険で受けられる範囲と同じである．ただし，医療扶助を受けるためには，先ず福祉事務所などの実施機関で手続きをとり，給付が必要と決定されて医療券の発行を受け，生活保護法の**指定医療機関**を受診するという手順を要する．ただし緊急に医療が必要な場合はこの限りではない（図 4-12）．

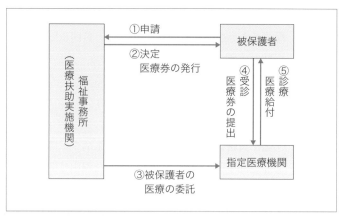

図 4-12 医療扶助の給付手順

3. 児童と家庭の福祉制度と法規

1) 児童家庭福祉

　かつて孤児救済など，親が養育できない児童に対する社会的保護が児童福祉の中心であった．しかし現代ではそのような保護に留まらず，児童を養育する家庭・親への支援，児童を取り巻く社会環境へのはたらきかけも重視されていることから，児童福祉から児童家庭福祉とよばれることが一般的になっている．

2) 児童福祉法〔昭和 22 年　法律第 164 号〕

　児童福祉法は児童福祉の根幹となる法律であり，その第 1 条では国際連合総会で採択された「児童の権利に関する条約」の精神（1989 年に国連総会で採択，1994 年に日本が同条約を批准）にのっとり，すべての児童が心身の健やかな成長発達のための福祉を等しく保障される権利を有することを謳っている．また児童を心身ともに健やかに育成するために，児童の保護者，国・地方公共団体が責任を負うことを明示している（第 2 条）．児童福祉法で定めるその他の主な事項は以下の通りである．

【用語の定義】（第 4～7 条）

　児童は満 18 歳に満たない者いい，さらに次のように分ける．

　乳　児：満 1 才に満たない者

　幼　児：満 1 歳から，小学校就学の始期に達するまでの者

　少　年：小学校就学の始期から，満 18 歳に達するまでの者

　妊産婦：妊娠中または出産後一年以内の女子をいう．

　保護者：親権を行う者，未成年後見人その他の者で，児童を現に監護する者をいう．

　児童福祉施設：助産施設，乳児院，母子生活支援施設，保育所，幼保連携型認定こども園，児童厚生施設，児童養護施設，障害児入所施設，児童発達支援センター，

児童心理治療施設，児童自立支援施設及び児童家庭支援センター

【市町村の業務】

児童及び妊産婦の福祉に関する実情把握，情報提供，調査・指導，等を行う（第10条）．

【都道府県の業務】

児童及び妊産婦の福祉に関し，市町村相互間の連絡調整，市町村に対する情報の提供，市町村職員の研修，等を行う．また，児童虐待等における専門的な知識及び技術を必要とする指導，児童の一時保護，里親に関する業務等も主として児童相談所を通じて行う（第11条）．

【児童相談所】

都道府県は，児童相談所を設置しなければならない（第12条）．

【児童福祉司】

都道府県は児童相談所に，児童福祉司を置かなければならない（第13条）．児童福祉司は，児童相談所長の命を受けて，児童の保護その他児童の福祉に関する相談，専門的技術的指導を行い，児童の福祉増進に努める者をいう．

【児童委員】

児童福祉司などの児童福祉関連職種と協力して，地域の児童の見守りや子育て不安に対する相談・支援等を行う民間ボランティアをいう．市町村の区域に児童委員を置くことが定められている（第16条）．

【保育士】

保育士とは専門的知識及び技術をもって，児童の保育及び児童の保護者に対する保育に関する指導を行うことを業とする者をいう（第18条）．

【療育の給付】

都道府県は，**結核**にかかっている児童に対し，療養に併せて学習の援助を行うため，これを病院に入院させて療育の給付を行うことができる（第20条）．療育の給付内容は，診察，薬剤または治療材料の支給，医学的処置・手術などである．

3）児童虐待の防止等に関する法律〔平成12年　法律第82号〕

児童虐待の防止等に関する法律が制定される以前から，児童福祉法で要保護児童（保護者のない児童，保護者に監護させることが不適当な児童等）の保護措置などを定めていたが，「児童虐待」という言葉が一般的でなく，被虐待児については法律が有効に機能していなかった．しかし1990年代に入り，徐々に児童虐待が社会問題化し，その相談件数も増加していった（**図4-13**）．このような背景のもと，2000（平成12）年5月に「児童虐待の防止等に関する法律」が成立し，同年11月に施行された．

児童虐待の防止等に関する法律で定める主な事項は以下の通りである．

【児童虐待の定義】（第2条）

1．児童の身体に外傷が生じ，又は生じるおそれのある暴行を加えること．（**身体**

的虐待，バイオレンス）

2. 児童にわいせつな行為をすること又は児童をしてわいせつな行為をさせること．
   （**性的虐待**）

3. 児童の心身の正常な発達を妨げるような著しい減食又は長時間の放置，保護者
   以外の同居人による前二号又は次号に掲げる行為と同様の行為の放置その他の保
   護者としての監護を著しく怠ること．（**放棄・放置，ネグレクト**）

4. 児童に対する著しい暴言又は著しく拒絶的な対応，児童が同居する家庭におけ
   る配偶者に対する暴力その他の児童に著しい心理的外傷を与える言動を行うこ
   と．（**心理的虐待**）

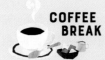

COFFEE BREAK　幼稚園と保育所

　幼稚園と保育所はどちらも同じ年代の小さい子どもたちが集う場所で，一見同じように見えますが，何が違うのでしょうか？そういえば，幼稚園の園児たちは皆おそろいの制服を着て登園しています．それが違いでしょうか．保育所でも制服の所はあり，その違いではありません．実は設置の目的や法律などが違っているのです．幼稚園は文部科学省が管轄する教育機関で，学校教育法を根拠に設置されます．一方，保育所は厚生労働省が管轄する児童福祉施設で，児童福祉法を根拠に設置されています．簡単に言えば，幼稚園が小学校就学前の準備教育を行う幼年学校なのに対して，保育所はひとり親や共働きの家庭の親などが日中子どもをあずかってもらうための子育て支援施設です．また，保育所で子どもたちの保育をするのは児童福祉法で定められた保育士ですが，幼稚園で子どもたちの教育を行うのは幼稚園教諭という教育職員免許を持った先生たちです．さらに保育所は0歳から入所できますが，教育を行う幼稚園には入れるのは3歳からです．このように，保育所と幼稚園は保護者のニーズに合わせた機能をもっています．しかし近年，保護者のニーズが多様化したことで，2006（平成18）年には認定こども園（内閣府管轄）という施設の基準ができ，そこでは教育と保育の両方を提供できるようになっています．

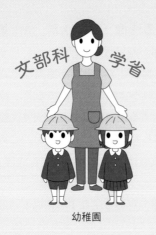

幼稚園

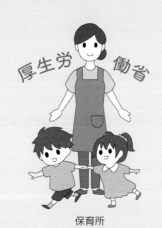

保育所

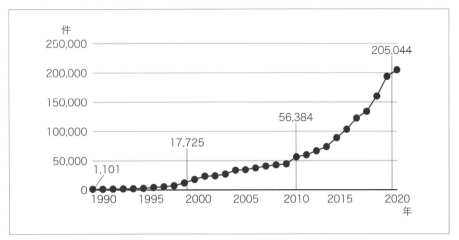

図 4-13　児童虐待相談対応件数の推移

統計を取り始めた 1990 年度の 1,101 件に対し，児童虐待の防止等に関する法律制定時の 2000 年には 17,725 件と 16 倍以上に増加している．

【児童に対する虐待の禁止】

　何人も，児童に対し，虐待をしてはならない（第 3 条）．

【児童虐待の早期発見等】

　学校，児童福祉施設，病院，都道府県警察，婦人相談所，教育委員会，配偶者暴力相談支援センターその他児童の福祉に業務上関係のある団体及び学校の教職員，児童福祉施設の職員，医師，歯科医師，保健師，助産師，看護師，弁護士，警察官，婦人相談員その他児童の福祉に職務上関係のある者は，児童虐待を発見しやすい立場にあることを自覚し，児童虐待の早期発見に努めなければならない（第 5 条）．

【児童虐待に係わる通告】

　児童虐待を受けたと思われる児童を発見した者は，速やかに，これを市町村，都道府県の設置する福祉事務所若しくは児童相談所又は児童委員を介して市町村，都道府県の設置する福祉事務所若しくは児童相談所に通告しなければならない．

　刑法その他の守秘義務に関する法律の規定は，通告をする義務の遵守を妨げるものと解釈してはならない．（第 6 条）

　歯科衛生士も児童虐待の早期発見に努めなければならない者に含まれ，歯科衛生士法の守秘義務（p.44 参照）よりも児童虐待に対する通告義務が優先される．

4）主な児童福祉関係行政機関の活動

(1) こども家庭庁

　「こどもまんなか」をスローガンに，こども・子育て政策の強化を図るため，2023（令和 5）年 4 月 1 日にこども家庭庁が設置された．こども基本法に基づき，こども施策（大人になるまでの切れ目のないサポート，子育てに伴う喜びを実感できる社会の実現のためのサポート，これらと一体的に行われる教育施策，医療施策，雇用施策などの施策）を行うこととしている．こども基本法では，こどもを「心身

の発達の過程にある者」と定義している（第2条）．認定こども園や妊産婦の保健の向上，こどもの虐待の防止，いじめの防止など，多くの施策がこども家庭庁に移管されている．

（2）児童相談所

すべての都道府県と政令指定都市に1か所以上の児童相談所が設置されており，児童福祉に関する都道府県，政令指定都市の業務のほとんどを行っている．福祉事務所と共に，虐待の通告先であり，緊急時通報用に児童相談所の全国共通ダイヤル189（いちはやく）番が設定されている．児童相談所長は精神保健に関する学識経験を有する医師，社会福祉士，精神保健福祉士等がこれに当たる．

（3）福祉事務所

社会福祉法で定められた福祉に関する事務所である．児童家庭福祉に関しては助産施設，母子生活支援施設，保育所への入所事務等，母子家庭等の相談，調査，指導等を行う．また児童相談所と共に児童虐待を発見した際の通告先である

（4）市町村保健センター

児童家庭福祉はすべての児童が対象であり，広義には母子保健対策も含まれる．市町村保健センターは地域保健法で市町村が設置することができる対人保健サービス（健康相談，保健指導，健康診査，等）を実施する施設である．

4. 障害者の福祉制度と法律

1）障害者基本法〔昭和45年 法律第84号〕

日本における障害者施策の基本理念を定める法律である．障害者の自立および社会参加の支援等のための施策に関して基本原則を定め，それら施策を総合的かつ計画的に推進し，共生社会を実現することを目的としている．障害者基本法が定める主な項目は以下の通りである．

【障害者，社会的障壁の定義】（第2条）

障害者：身体障害，知的障害，精神障害（発達障害を含む．）その他の心身の機能の障害がある者であって，障害及び社会的障壁により継続的に日常生活又は社会生活に相当な制限を受ける状態にあるものをいう．

社会的障壁（バリア）：障害がある者にとつて日常生活または社会生活を営むうえで障壁となるような社会における事物，制度，慣行，観念その他一切のものをいう．

【差別の禁止】（第4条）

何人も，障害者に対して，障害を理由として，差別することその他の権利利益を侵害する行為をしてはならない．

【国際的協調】（第5条）

　共生社会の実現は，国際的協調のもとに図られなければならない．

【障害者基本計画】（第11条）

　政府は，障害者のための施策に関する基本的な計画（障害者基本計画）を策定しなければならない．

2) 障害者の日常生活及び社会生活を総合的に支援するための法律 〔平成17年法律第123号〕と自立支援医療

　障害者福祉施策は従来，弱者の保護という観点から3つの障害それぞれに対して，身体障害者福祉法，知的障害者福祉法，精神保健福祉法（現，精神保健及び精神障害者福祉に関する法律）という3つの法律を根拠とした別々の制度で福祉サービスが提供されていた．しかし障害者保健福祉施策が保護から自立支援に重点を置くように転換していくうえで，制度によるサービス格差等が問題視され，障害の種類にかかわらず日常生活を営むうえで必要なものについては共通して利用できるよう福祉サービスを一元化すべく，2006（平成18）年に障害者自立支援法が施行された．その後，平成25年からは，障害者の日常生活および社会生活を総合的に支援するための法律（障害者総合支援法）と名称を変えて施行されている．障害者総合支援法による障害者福祉サービスは，個人への給付である自立支援給付と地域生活支援事業とからなる．どちらも市町村が行うが，地域生活支援事業については都道府県が市町村を支援することとされている（**図4-14**）．

　自立支援給付の内容は介護給付，訓練等給付，補装具，自立支援医療等からなり，このうち自立支援医療は障害者に対する公費医療制度として，障害種ごとの法律で定められていた医療給付制度が障害者総合支援法により自立支援医療として統合された（**表4-6**）．

3) 障害を理由とする差別の解消の推進に関する法律〔平成25年法律第65号〕

　障害を理由とする差別の解消の推進に関する法律（障害者差別解消法）は障害者基本法の理念に基づき，障害を理由とする差別の解消を推進することを目的として制定された．行政機関や事業者（役所，医療・教育機関，不動産会社，飲食店，等）に対して，障害を理由とした差別を禁止すると共に，合理的配慮（障害者が各施設などでサービスを受ける際の障壁を取り除くこと）に努めることを義務化している．

4) 障害者の虐待の防止，障害者の養護者に対する支援に関する法律〔平成23年法律第79号〕

　障害者の虐待の防止，障害者の養護者に対する支援に関する法律（障害者虐待防止法）は障害者に対する虐待の禁止と共に，虐待防止施策，虐待を受けた障害者に対する保護，護者に対する支援のための措置等を定めている．

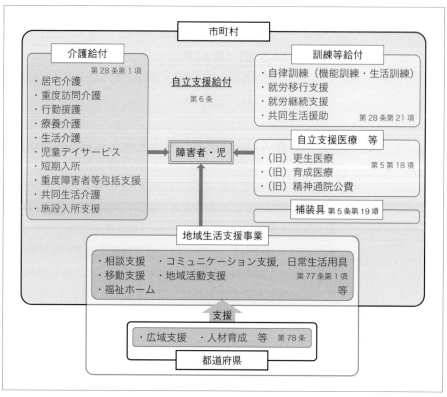

図 4-14　障害者総合支援法による障害福祉サービスの体系

表 4-6　自立支援医療制度の対象

自立支援医療	対象と適用	障害者総合支援法前の法律
育成医療	身体に障害を有する児童で，その障害を除去・軽減する手術等の治療により確実に効果が期待できる者（18歳未満）	児童福祉法
更生医療	身体障害者福祉法に基づき身体障害者手帳の交付を受けた者で，その障害を除去・軽減する手術等の治療により確実に効果が期待できる者（18歳以上）	身体障害者福祉法
精神通院医療	精神保健福祉法第5条に規定する統合失調症などの精神疾患を有する者で，通院による精神医療を継続的に要する者	精神保健福祉法（現，精神保健及び精神障害者福祉に関する法律）

　障害者虐待は，①養護者による虐待，②障害者福祉施設従事者等による虐待，③使用者（雇用主）による障害者虐待の3つの場合があり，いずれの場合も発見者は市町村に通報することが義務づけられている（第7条）．

　また，児童虐待の類型である，**身体的虐待（バイオレンス）**，**放棄・放置（ネグレクト）**，**心理的虐待**，**性的虐待**に加え，障害者の財産を不当に処分・運用するといった，**経済的虐待**も障害者虐待には含まれる．

　児童虐待同様に，歯科医師，歯科衛生士は障害者虐待を発見しやすい立場にあり，

早期発見に努めなければならない.

5. 高齢者の福祉制度と法律

1）老人福祉法〔昭和38年 法律第133号〕

老人福祉法は老人に対し，その心身の健康の保持および生活の安定のために必要な措置を講じ，もつて老人の福祉を図ることを目的としており，具体的には高齢者福祉を担当する機関・施設，高齢者福祉事業について定めた法律である．都道府県と市区町村に対して老人福祉計画の作成を義務付ける（第20条の8，9）と共に，7つの老人福祉施設と6つの老人居宅生活支援事業について規定している．

【老人福祉施設】（第5条の3）

①老人デイサービスセンター，②老人短期入所施設，③養護老人ホーム，④特別養護老人ホーム，⑤軽費老人ホーム，⑥老人福祉センター，⑦老人介護支援センター

【老人居宅生活支援事業】（第5条の2）

①老人居宅介護等事業，②老人デイサービス事業，③老人短期入所事業，④小規模多機能型居宅介護事業，⑤認知症対応型老人共同生活援助事業，⑥複合型サービス福祉事業

介護保険法による介護保険サービスとよく似た内容の福祉サービスが設定されているが，老人福祉法は高齢者の中でも弱者を対象とした福祉制度である．所得によって利用制限がある等，すべての高齢者を対象とした介護保険とは利用条件等が異なる．

2）高齢者虐待の防止，高齢者の養護者に対する支援等に関する法律
〔平成17年 法第124号〕

高齢者虐待の防止，高齢者の養護者に対する支援等に関する法律（高齢者虐待防止法）は，高齢者の虐待の防止に関する国の責務，虐待を受けた高齢者の保護措置，養護者の高齢者虐待防止のための支援措置等を定めた法律である．

高齢者虐待は障害者虐待と同様に**身体的虐待（バイオレンス），放棄・放置（ネグレクト），心理的虐待，性的虐待，経済的虐待**の5つの類型に分類される．養護者による高齢者虐待を受けたと思われる高齢者を発見した者は市町村に通報しなければならない．高齢者虐待については虐待を発見しやすい立場にある者として歯科保健医療従事者が明記されていないが，訪問歯科診療の介助，訪問歯科衛生指導等，居宅高齢者等を訪問する機会の多い歯科衛生士は高齢者虐待を発見しやすい立場にあることを自覚して早期発見に努めるべきである．

参考文献

1) 厚生労働省：社会保障とは何か.
https://www.mhlw.go.jp/content/12600000/000872267.pdf (2022/08/24　アクセス)
2) 厚生労働省：令和 5 年版厚生労働白書 資料編. 保健医療,
https://www.mhlw.go.jp/wp/hakusyo/kousei/22-2/dl/02.pdf
3) 厚生労働統計協会：国民衛生の動向 2023/2024
4) 厚生労働省：医療保険　保険診療の概念図.
https://www.mhlw.go.jp/wp/hakusyo/kousei/11-2/kousei-data/PDF/23010202.pdf
(2022/08/04 アクセス)
5) 厚生労働省：介護保険法（平成九年十二月十七日法律第百二十三号）第 1 条.
6) 厚生労働省：令和 3 年版厚生労働白書 資料編. 高齢者保健福祉，制度の概要.,
https://www.mhlw.go.jp/wp/hakusyo/kousei/20-2/dl/10.pdf (2022/05/16 アクセス).
7) 厚生労働省老健局：介護保険制度をめぐる最近の動向について. 第 92 回社会保障審議会介
護保険部会 資料 1.
https://www.mhlw.go.jp/content/12300000/000917123.pdf（2022/05/17 アクセス）.
8) 厚生労働省老健局振興課：介護予防・日常生活支援総合事業の基本的な考え方.
https://www.mhlw.go.jp/file/06-Seisakujouhou-12300000-Roukenkyoku/00001929
96.pdf（2022/05/17　アクセス）.
9) 厚生労働省老健局：地域包括ケアシステムの更なる深化・推進について. 第 93 回社会保障
審議会介護保険部会 資料 2.
https://www.mhlw.go.jp/content/12300000/000938163.pdf（2022/05/17 アクセス）.
10) 厚生労働省老健局：地域包括支援センターの概要.
https://www.mhlw.go.jp/content/12300000/001046073.pdf（2022/05/17 アクセス）.
11) 厚生労働省年金局：年金局 説明資料. 令和 3 年度全国厚生労働関係部局長会議資料.
https://www.mhlw.go.jp/content/10200000/000889318.pdf（2022/05/17　アクセス）.
12) 厚生労働省：労働基準法（昭和二十二年法律第四十九号）.
13) 厚生労働省：労働者災害補償法（昭和二十二年四月七日法律第五十号）第 1 条.
14) 厚生労働省労働基準局補償課：労災保険給付の概要（令和 4 年 3 月版）.
https://www.mhlw.go.jp/new-info/kobetu/roudou/gyousei/rousai/dl/040325-12.pdf
(2022/05/19 アクセス).
15) 厚生労働統計協会：厚生の指標増刊国民の福祉と介護の動向. vol.68，No.10，2021/2022.
16) 石井拓男, 他編：スタンダード社会歯科学　第 7 版. 学建書院, 東京, 2021.
17) 厚生労働省：生活保護制度.
https://www.mhlw.go.jp/stf/seisakunitsuite/bunya/hukushi_kaigo/seikatsuhogo/
seikatuhogo/index.html（2022/08/03 アクセス）
18) 厚生労働省：令和 2 年度 児童相談所での児童虐待相談対応件数.
https://www.mhlw.go.jp/content/11900000/000824239.pdf（2022/08/03 アクセス）
19) 厚生労働省：障害者自立支援法による改革　～「地域で暮らす」を当たり前に～　新たな障害
福祉サービスの体系.
https://www.mhlw.go.jp/bunya/shougaihoken/jiritsushienhou02/3.html（2022/08/03
アクセス）

5章 医療の動向

到達目標

❶ 国民の受療状況を概説できる.
❷ 歯科診療所数の推移を説明できる.
❸ 歯科医療従事者数の推移を説明できる.
❹ 国民医療費の範囲を説明できる.
❺ 国民医療費の状況を概説できる.
❻ 歯科診療医療費の推移を説明できる.

❶ 国民の健康状態と受療状況

1. 国民の健康状態

　2019（令和元）年国民健康・栄養調査の結果では，70歳以上で20本以上の歯を有する者は45.7％，何でもかんで食べることができる者は63.2％と高率となっているが，左右両方の奥歯でしっかりとかみしめられる者は56.7％と年齢が高くなるほど低値となる傾向となっている．また，咀嚼の状況（一部かめない食べ物がある，かめない食べ物が多い，かんで食べることはできない）や食事中の様子（半年前に比べて固いものが食べにくくなった，お茶や汁物等でむせることがある，口の渇きが気になる）で不自由を感じている者については，年齢が高くなるほど多い傾向がみられる．さらに，2022（令和4）年歯科疾患実態調査の結果においても，「噛めないものがある」「飲み込みにくい」と回答した者の割合は年齢階級に伴い高値を示す傾向にある．これらのことから，高齢期において残存歯が多くても食生活に不自由を感じる者が多い傾向がみられている．

　2022（令和4）年歯科疾患実態調査の結果から，う歯を持つ者の割合の経年的変化は，34歳までは減少傾向，35歳から44歳ではほぼ横ばい，45歳以上では増加傾向にある．一方で，年齢階級別では年齢が進むにつれ，34歳までは増加傾向，35歳から44歳ではほぼ横ばい，45歳以上では減少傾向になっている．

　また，2022（令和4）年歯科疾患実態調査の結果から，4mm以上の歯周ポケットを持つ者の割合は，年齢が高くなるほど増加しており，経年的変化ではほぼすべての年齢階級で高値を示している．また，歯肉出血を有する者の割合は，10歳以上のほぼすべての年齢階級で40％を超えている.

2. 受療状況（図5-1）

2020（令和2）年**患者調査**の結果から，調査期日に全国の医療機関を受療した推計患者数は，以下のようになっている．

「入院」1,211.3千人（「男」558.6千人，「女」652.8千人）のうち，施設種類別では「病院」1,177.7千人，「一般診療所」33.6千人であり，年齢階級別では「65歳以上」904.9千人，「70歳以上」805.5千人，「75歳以上」663.6千人となっている．

「外来」7,137.5千人（「男」3,050.0千人，「女」4,087.5千人）のうち，施設種類別では「病院」1,472.5千人，「一般診療所」4,332.8千人，「歯科診療所」1,332.1千人であり，年齢階級別では「65歳以上」3,618.8千人，「70歳以上」2,963.9千人，「75歳以上」2,077.3千人となっている．このうち，「歯科診療所」の年齢階級別の受療状況（「男」552.1千人，「女」780.0千人）では，「65歳以上」575.5千人，「70歳以上」451.2千人，「75歳以上」295.3千人となっている．

図5-1に，患者調査の結果における歯科に関連した傷病に対する受療率（人口10万対）の年次推移を示す．2020（令和2）年度においては，高い順に「歯肉炎及び歯周疾患」，「う蝕」，「歯の補てつ」，「その他の歯及び歯の支持組織の障害」となっている．「う蝕」および「歯の補てつ」については，経年的に増減はあるもののほぼ横ばいとなっているが，「歯肉炎及び歯周疾患」では経年的に増加傾向になっている．また，「その他の歯及び歯の支持組織の障害」では経年的に減少傾向となっている．

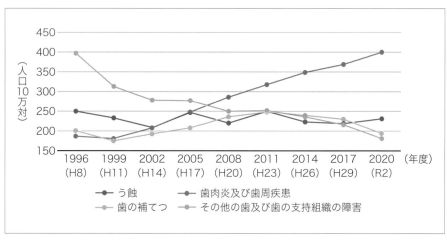

図5-1　歯科に関連した傷病に対する受療率の年次推移
（厚生労働省：令和2（2020）年患者調査をもとに作成）

② 医療施設

　2021（令和3）年**医療施設調査**の結果から，全国の活動中の医療施設の「総数」は180,396施設（対前年比1,672施設増）であり，このうち，「病院」は8,205施設（同33施設減），「一般診療所」は104,292施設（同1,680施設増），「歯科診療所」は67,899施設（同25施設増）となっている．

　図5-2に，歯科診療所数の年次推移を示す．1990（平成2）年より2008（平成20）年までに約1.3倍の急増を示しているが，それ以降はほぼ横ばいから微減の推移となっている．

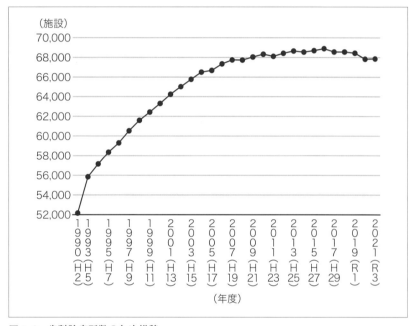

図5-2　歯科診療所数の年次推移
（厚生労働省：医療施設調査をもとに作成）

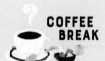 **COFFEE BREAK**　**訪問看護ステーション**

　訪問看護ステーションは，都道府県知事（または政令市・中核市市長）の指定を受け，保健師または看護師が管理者となって運営する介護保険法に基づく事業所をいいます．ここで働く医療従事者は，看護師，准看護師，保健師，助産師，理学療法士，作業療法士，言語聴覚士です．訪問看護では，医師の指示による医療行為（床ずれの処置等），療養上の世話（入浴や食事のケア，身体の清拭や排泄のケア等），自立した生活を送れるように支援する看護ケア（終末期ターミナルケア，認知症ケア等），医療機器（人工呼吸器や酸素吸入器等）の管理等が行われます．

　2020（令和2）年時点における歯科医療関係者の数は，以下のとおりとなっている．**歯科医師数**は，2010（平成22）年に10万人を超えて以降，急激な増加はなく推移しており，約10万7千人となっている．一方で，**就業歯科衛生士数**は，急激な増加が継続しており，2010（平成22）年には歯科医師数よりも多くなり，約14万3千人となっている．また，**就業歯科技工士数**は，ほぼ横ばいで推移しており，約3万5千人となっている．

　また，2020（令和2）年時点における**歯科医療関係者の就業場所**は，以下のとおりとなっている．歯科医師は，約86％が診療所であり，このうちの約55％が診療所の開設者又は法人の代表者，約30％が診療所の勤務者となっている．また，歯科衛生士は，90％以上が診療所となっている．一方で，歯科技工士は，歯科技工所に勤務する者が73％を超えて最も多く，病院・診療所に勤務する者は約25％となっている．

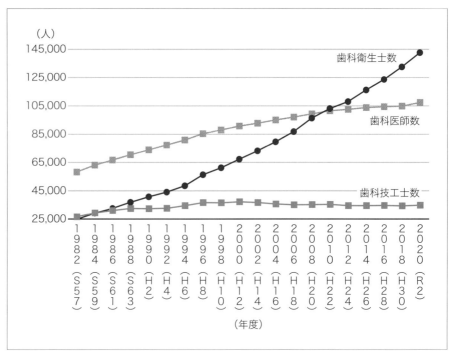

図5-3　歯科医療従事者数の年次推移

（厚生労働省：医師・歯科医師・薬剤師統計，厚生労働省：衛生行政報告例（就業医療関係者）をもとに作成）

国民医療費

1. 国民医療費の範囲

「**国民医療費**」は，その年度内の医療機関等における保険診療の対象となり得る傷病の治療に要した費用の推計をいう．

この**国民医療費の範囲**には，医療保険等による給付，公費負担，患者負担によって支払われた医療費が合算されたものであり，医科診療医療費，歯科診療医療費，薬局調剤医療費，入院時食事・生活医療費，訪問看護医療費等が含まれる．

なお，以下の費用は，「国民医療費」の範囲には含まれない．

- 保険診療の対象とならない評価療養(高度医療を含む先進医療等)，選定療養(特別の病室への入院，歯科の金属材料等)，不妊治療における生殖補助医療等に要した費用．
- 傷病の治療費に限られているため，(1) 正常な妊娠・分娩に要する費用，(2) 健康の維持・増進を目的とした健康診断，予防接種等に要する費用，(3) 固定した身体障害のために必要とする義眼や義肢等の費用．

2. 国民医療費の状況 （図5-4, 図5-5）

国民医療費は，1954 (昭和29) 年度に 2,152 億円であった推計額は，1990 (平成2) 年度には約100倍の 20 兆 6,074 億円，さらに 2013 (平成25) 年度には 40 兆 610 億円となり，2020 (令和2) 年度現在では前年度より 1 兆 4,230 億円減の 42 兆 9,665 億円となったものの，増加傾向にある．

国民医療費の国内総生産 (GDP) に対する比率は，1955 (昭和30) 年度の 2.78% 以降，増減はあるものの上昇傾向にあり，2004 (平成16) 年度に 6% を超え，2020 (令和2) 年度現在では 8.02% となっている．

人口一人当たりの国民医療費で見た場合，1954 (昭和29) 年度では 2.4 千円であったが，1994 (平成6) 年度には約100倍の 206.3 千円，さらに 2011 (平成23) 年度には 301.9 千円となり，2020 (令和2) 年度現在では前年度よりやや減少し 340.6 千円となったものの，増加傾向にある．

3. 制度区分別国民医療費 （図5-6）

2020 (令和2) 年度における制度区分別国民医療費は，公費負担医療給付分 3 兆 1,222 億円 [構成割合 7.3%/対前年度増減率 3.3% 減]，医療保険等給付分 19 兆 3,653 億円 [同 45.1%/同 3.4% 減]，後期高齢者医療給付分 15 兆 2,868 億円 [同 35.6%/同 2.4% 減]，患者等負担分 5 兆 1,922 億円 [同 12.1%/同 4.8% 減] となっている．

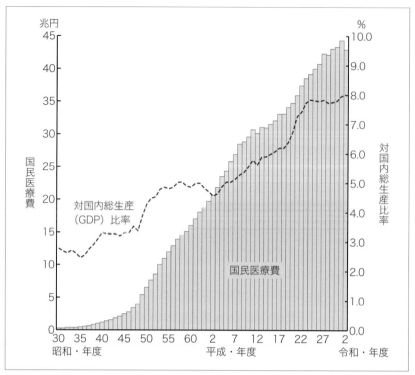

図5-4　国民医療費，対国内総生産（GDP）比率の年次推移

（厚生労働省：令和2（2020）年度国民医療費の概況より）

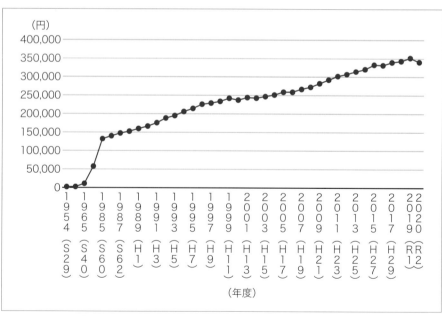

図5-5　人口一人当たりの国民医療費の年次推移

（厚生労働省：令和2（2020）年度国民医療費の概況をもとに作成）

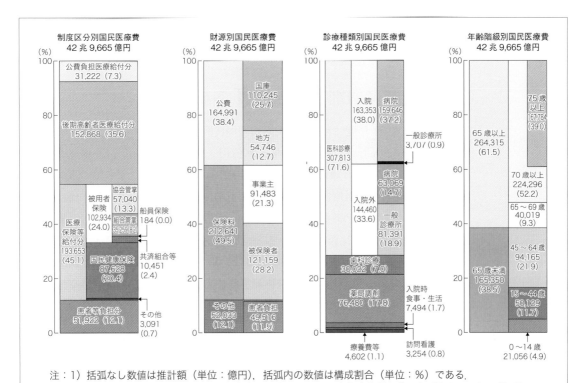

図 5-6　2020（令和 2）年度 国民医療費の構造

（厚生労働省：令和 2（2020）年度国民医療費の概況より）

4. 財源別国民医療費（図5-6）

　2020（令和 2）年度における財源別国民医療費は，公費 16 兆 4,991 億円［構成割合 38.4%/対前年度増減率 2.8%減］（うち国庫 11 兆 245 億円［同 25.7%/同 2.4%減］，地方 5 兆 4,746 億円［同 12.7%/同 3.7%減］），保険料 21 兆 2,641 億円［同 49.5%/同 3.1%減］（うち事業主 9 兆 1,483 億円［同 21.3%/同 3.3%減］，被保険者 12 兆 1,159 億円［同 28.2%/同 2.9%減］），その他 5 兆 2,033 億円［同 12.1%/同 4.8%減］（うち患者負担 4 兆 9,516 億円［同 11.5%/同 4.5%減］）となっている．

5. 診療種類別国民医療費（図5-6）

　2020（令和 2）年度における診療種類別国民医療費は，医科診療医療費 30 兆 7,813 億円［構成割合 71.6%/対前年度増減率 3.7%減］（うち入院医療費 16 兆 3,353 億円［同 38.0%/同 3.3%減］，入院外医療費 14 兆 4,460 億円［同 33.6%/同 4.1%減］），歯科診療医療費 3 兆 22 億円［同 7.0%/同 0.4%減］，薬局調剤医療費 7 兆 6,480 億円［同 17.8%/同 2.5%減］，入院時食事・生活医療費 7,494 億円［同 1.7%/同 5.2%

減]，訪問看護医療費 3,254 億円［同 0.8%/同 19.3% 増]，療養費等 4,602 億円［同 1.1%/同 10.2% 減］となっている．

6. 年齢階級別国民医療費 (図 5-6, 図 5-7)

2020（令和 2）年度における年齢階級別国民医療費は，0〜14 歳 2 兆 1,056 億円［構成割合 4.9%]，15〜44 歳 5 兆 129 億円［同 11.7%]，45〜64 歳 9 兆 4,165 億円［同 21.9%]，65 歳以上 26 兆 4,315 億円［同 61.5%］となっている．医科診療医療費，歯科診療医療費，薬局調剤医療費別の構成をみると，65 歳未満の各年齢階級においては，他の診療種類よりも歯科診療医療費が多くなっている（図 5-7）．

人口一人当たり国民医療費でみると，65 歳未満 18 万 3,500 円（うち医科診療医療費 12 万 2,300 円/歯科診療医療費 2 万 200 円/薬局調剤医療費 3 万 5,300 円)，65 歳以上 73 万 3,700 円（うち医科診療医療費 54 万 8,400 円/歯科診療医療費 3 万 2,800 円/薬局調剤医療費 12 万 3,900 円）となっている．

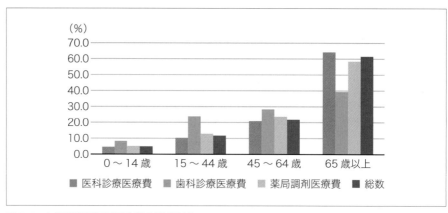

図 5-7　年齢階級別国民医療費の構成割合
(厚生労働省：令和 2（2020）年度国民医療費の概況をもとに作成)

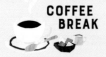

COFFEE BREAK　歯科訪問診療

医療保険制度が適用される歯科訪問診療は，在宅等（介護老人保健施設，特別養護老人ホーム等のほか，歯科関係の診療科標榜のない保険医療機関を含む）において療養を行っており，疾病や傷病のために通院による歯科治療が困難な患者が対象となり，患者は給付を受けることができます．

歯科訪問診療時の診療内容に医療保険と介護保険で同様のサービスがあった場合，原則として介護保険の給付を優先することになっています．たとえば，歯科訪問診療時に歯科衛生士が療養上必要な実地指導を行った場合，医療保険の「訪問歯科衛生指導料」と同様のサービスとして介護保険に「居宅療養管理指導費」があることから，こちらが優先されることになります．

また，各診療医療費の総数は，74歳までは増加しているが，75歳以降では年齢が進むにつれて減少している．一方で，人口一人当たり国民医療費では，歯科診療医療費は79歳までは増加しているが，80歳以降になると減少に転じているが，医科診療医療費および薬局調剤医療費は年齢が進むとともに増加している．

7. 歯科診療医療費の推移（図5-8）

　国民医療費における**歯科診療医療費**は，2兆5千億円台となった1996（平成8）年までは継続的な増加傾向を示していたが，それ以降は微増減しながらほぼ横ばいが2010（平成22）年まで続いていた．その後は増加傾向に転じ，現在では3兆円を超えている．

　その一方で，国民医療費における歯科診療医療費の構成割合は，1981（昭和56）年以降，継続的な減少傾向となっている．

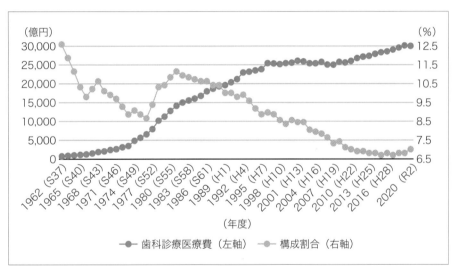

図5-8　国民医療費における歯科診療医療費の構成割合の年次推移
（厚生労働省：国民医療費の概況をもとに作成）

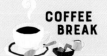

COFFEE BREAK　社会保障給付費

　社会保障給付費は，ILO（国際労働機関）が国際比較上定めた社会保障の基準に基づいて決定され，「医療」「年金」「福祉その他」の部門別に分類された統計をいいます．この中の「医療」には，医療保険や後期高齢者医療の医療給付，生活保護の医療扶助，労災保険の医療給付，結核，精神その他の公費負担医療等が含まれます．

　ILO の社会保障費用調査が 1997（平成 9）年に終了し，2005（平成 17）年に新たな調査に移行したため，1990 年代後半以降においては統一基準による国際比較が不可能となりました．この

ことに加え，わが国では 2012（平成 24）年 7 月に本統計が基幹統計指定を受けたことに伴い，国際比較が可能な OECD（経済協力開発機構）の基準に基づく社会支出の集計結果を追加して，2010（平成 22）年度版より「社会保障費用統計」と名称変更され公表されることとなりました．

　OECD 基準の「社会支出」は，ILO 基準の「社会保障給付費」に比較して，その対象範囲が広くなっているが，社会保障費用を諸外国と比較するうえでは重要な指標となっています．

さくいん

【編者略歴】

平田　創一郎 ひらた　そういちろう
1999年　大阪大学大学院歯学研究科修了
同　年　大阪大学歯学部附属病院顎口腔機能治療部員
2002年　厚生労働省医政局歯科保健課歯科医師臨床修専門官
2006年　東京歯科大学社会歯科学研究室講師
2010年　東京歯科大学社会歯科学研究室准教授
2013年　東京歯科大学社会歯科学研究室教授
2015年〜東京歯科大学社会歯科学講座教授

眞木　吉信 まき　よしのぶ
1978年　東京歯科大学卒業
1990年　東京歯科大学助教授
2002年　東京歯科大学教授
2019年　東京歯科大学名誉教授

歯科衛生学シリーズ
歯・口腔の健康と予防に関わる人間と社会の仕組み2
保健・医療・福祉の制度　　　　　ISBN978-4-263-42623-4

2023年 3月20日　第1版第1刷発行
2024年 1月20日　第1版第2刷発行

監　修　一般社団法人
　　　　全国歯科衛生士
　　　　教 育 協 議 会
著　者　平田創一郎 ほか
発行者　白 石 泰 夫
発行所　医歯薬出版株式会社

〒113-8612　東京都文京区本駒込1-7-10
TEL. (03)5395-7638(編集)・7630(販売)
FAX (03)5395-7639(編集)・7633(販売)
https://www.ishiyaku.co.jp/
郵便振替番号　00190-5-13816

乱丁，落丁の際はお取り替えいたします　　　　印刷・教文堂／製本・皆川製本所
© Ishiyaku Publishers, Inc., 2023. Printed in Japan